AF384850

DU CHOLÉRA.

IMPRIMERIE DE HENNUYER ET C⁰, RUE LEMERCIER, 24.
Batignolles.

DU CHOLÉRA

MOYENS PRÉSERVATIFS ET CURATIFS

OU

PHILOSOPHIE DES GRANDES ÉPIDÉMIES

PAR

A. M. BUREAUD-RIOFREY,

DOCTEUR EN MÉDECINE DE LA FACULTÉ DE PARIS,
MEMBRE CORRESPONDANT DE L'ACADÉMIE IMPÉRIALE DE MÉDECINE
ET DE CHIRURGIE DE SAINT-PÉTERSBOURG ;
DE L'ACADÉMIE DEI LINCEI, A ROME ; DE L'ACADÉMIE ROYALE DE MÉDECINE
DE MADRID,
DES SOCIÉTÉS D'ÉMULATION ET DE STATISTIQUE DE PARIS,
DES SOCIÉTÉS MÉDICALES D'ÉDIMBOURG, DE WESTMINSTER, LONDRES,
DE LISBONNE, MARSEILLE, GAND, BRUGES,
DE BOULOGNE, DU PUY,
DE LA SOCIÉTÉ DES SCIENCES NATURELLES ET MÉDICALES DE BRUXELLES,
DES SCIENCES, LETTRES ET ARTS D'ANVERS, ETC., ETC.

In rebus angustis animosus atque fortis appare.

La médecine éclairée et le bon sens marchent ensemble.

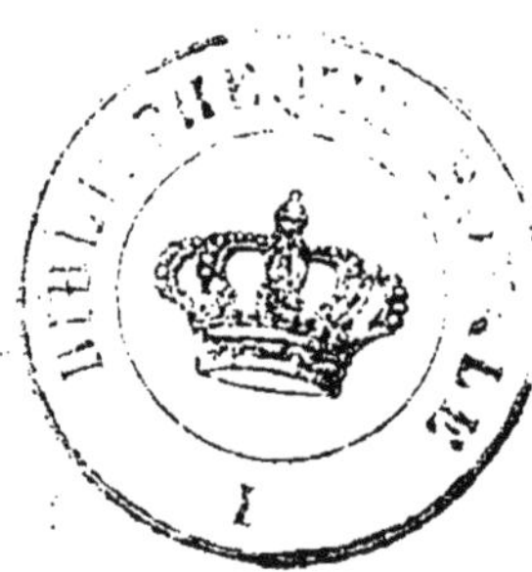

———

PARIS

GERMER-BAILLIÈRE, LIBRAIRE-ÉDITEUR,
17, RUE DE L'ÉCOLE-DE-MÉDECINE.

LONDRES,
BAILLIÈRE, 219, REGENT STREET.

———

1847

AVANT-PROPOS.

Si , dans les grandes calamités publiques, tout citoyen doit son concours à son pays, dans les grandes épidémies, tout médecin doit apporter à la société, le tribut de ses lumières et de son expérience. Ce devoir , je viens le remplir. Je sais que les ouvrages sur le choléra sont déjà nombreux; je les ai parcourus et médités , et c'est après m'être livré à cette tâche fastidieuse, que je crois encore utile de donner au public le fruit de mes méditations.

La lecture des ouvrages de médecine jette ordinairement dans l'incertitude les esprits qui n'ont pas l'habitude de juger et de penser par eux-mêmes. Cette habitude de juger et de choisir entre plusieurs opinions et plusieurs systèmes, est ordinairement le privilége de ceux qui n'ont point passé leur vie dans l'ornière d'une école ou dans un même cercle d'idées. Ce privilége, j'espère l'avoir acquis en exerçant la médecine dans les deux plus grandes capitales de l'Europe et dans les deux plus grands centres de lumières existant dans le monde civilisé, Londres et Paris.

Londres est la tête de l'empire britannique, et comme c'est dans l'Inde, soumise à la puissance anglaise, qu'est né et s'est développé le terrible fléau qui a déjà paru en Europe, à Londres on a été moins étranger au choléra qu'on ne l'a été à Paris. Pendant mon long séjour dans la métropole anglaise, jouissant librement de l'accès le plus facile à toute investigation et à toutes recherches, j'ai été assez heureux pour y mettre mon temps à profit. Après avoir vu et traité le choléra à Paris, je l'ai donc étudié à Londres, dans les hôpitaux, dans la pratique civile et dans les ouvrages de ces médecins habiles que la Compagnie des Indes traite avec une distinction méritée.

J'ai toujours pensé que la condition la plus vraie des progrès était dans la comparaison. Or, comparer les résultats de la pratique anglaise, dans l'Inde et en Angleterre, avec ceux de la France, me parut digne de l'attention d'un médecin qui aime sa profession et qui s'en honore.

Appliquant cette pensée au fléau qui a pénétré en Europe, et qui est peut-être à nos portes, il m'a paru éminemment utile de comparer les vues et les systèmes de traitement de tous les peuples, et de rechercher ce qui présentait le plus de sécurité pour le médecin et pour le malade.

A priori, on pouvait supposer que les médecins anglais, qui avaient vu et traité le choléra, devaient être moins nouveaux en face de ce terrible ennemi, et, par conséquent, avoir quelques avantages sur les médecins inexpérimentés qui voyaient cette maladie pour la première fois.

Si l'on compare la mortalité de Londres et celle

de Paris, on est tenté de reconnaître que le choléra a été mieux traité à Londres qu'à Paris ; mais pour que cette conclusion fût avérée, il faudrait établir que les conditions des localités étaient les mêmes dans les deux capitales, et que les mœurs des deux peuples ne différaient pas non plus. Je laisserai cette question d'habileté indécise. Malgré l'expérience acquise par les médecins anglais dans l'Inde, pendant dix-sept ans, je *veux, par politesse, supposer* que les médecins de Londres et de Paris étaient également habiles.

Mais enfin il faut reconnaître les faits, et ces faits doivent avoir un enseignement. La mortalité par le choléra, à Londres, a été de 6 à 7,000, et la population est de deux millions d'âmes. La mortalité par le choléra, à Paris, a été de **27,000**, et la population n'est que d'un million ! ! !

Qu'est-ce qui peut rendre raison de cette immense différence ?

Il y a des pauvres, il y a des ivrognes, des gens vicieux et vagabonds à Londres comme à Paris ; il y a aussi des riches débilités par le luxe, les passions, les plaisirs. D'où vient donc cette différence ? Cette différence vient de ce que Londres est bâti dans des conditions hygiéniques plus favorables que Paris. On a plus d'air, plus d'espace, *plus d'eau*, plus de propreté à Londres qu'à Paris. Londres entier est suspendu sur des égouts qui forment en quelque sorte le réseau ou la trame d'une ville souterraine. Londres n'a pas dans chaque maison un cloaque infect. Voilà, selon moi, une des causes principales de la grande différence entre la mortalité de Londres et celle de Paris.

Si, mettant Londres de côté, je compare Berlin à Paris, je trouve aussi que la mortalité de Berlin a été plus faible que celle de Paris. D'où vient donc pour Paris cette triste distinction dans la mortalité ? Elle vient des *opinions erronées* répandues dans le public, et des habitudes du peuple. L'opinion répandue que le choléra n'était pas contagieux a *quintuplé* dans Paris le nombre des morts. Dans la crainte d'effrayer le public, on lui a donné une confiance aveugle ; au lieu de le prémunir contre le danger, on lui a caché ce danger. Nulle part l'opinion de la *non-contagion* ne pouvait être aussi fatale.

A Paris, le peuple habite ses maisons comme les abeilles habitent leur ruche ; une maison contient plusieurs étages, chaque étage plusieurs appartements ou logements ; les individus sont entassés les uns sur les autres, et pour comble de malheur, presque toutes les anciennes maisons ont dans les lieux privés *un cloaque* permanent, commun et infect.

Or, dans Londres et à Berlin, les individus sont moins nombreux dans le même espace ; les maisons ont des lieux privés, qui ne font point rougir, et d'où l'infection ne peut se répandre. A Londres et à Berlin, les cholériques *ont été isolés*, tandis qu'à Paris ils ont été rassemblés au centre de la ville, jetés pêle-mêle dans un hôpital, comme si l'on avait voulu réunir le plus grand nombre de cholériques afin de produire un foyer puissant d'où l'infection pourrait se répandre plus activement dans la ville entière.

Une des causes générales de maladie parmi le peuple, c'est la débilité résultant d'une nourriture insuffisante, peu substantielle, peu animale; enfin, il faut bien reconnaître aussi que les médecins eux-mêmes n'étaient pas préparés pour traiter le choléra. Ce fléau a éclaté dans Paris comme une bombe. On avait fait de grands préparatifs sur le papier; en réalité, aucune précaution n'avait été prise : on croyait le choléra à Sunderland, lorsqu'il couvait déjà sous les ordures de la cité.

Que disait l'*Académie royale de médecine*, peu de temps avant l'apparition du fléau ?

« Riches de la position géographique la plus
« avantageuse, d'un ciel doux, d'un climat tem-
« péré, d'un sol fécond, d'une industrie univer-
« selle, d'une instruction générale, et, par cela
« même, d'une hygiène publique et privée qui
« laisse peu à désirer, les Français ont l'espoir
« d'être préservés de ce fléau ! »

Comment le choléra a-t-il répondu aux belles phrases des doctes académiciens ? Par 27,000 morts dans Paris! et 100,000 morts en France !!

Mon savant ami, le docteur Malgaigne, écrit dans sa *Revue* que le choléra *est encore éloigné de nous de toute la largeur de l'Europe.* Je voudrais pouvoir partager son optimisme et croire que le choléra ne marchera que par étapes; mais les communications si rapides établies de nos jours par la vapeur, me font craindre que ce terrible voyageur n'arrive plus vite qu'il ne fit en 1832, et dans l'incertitude, je crois plus prudent de se préparer d'avance à lutter contre lui, que de l'attendre avec insouciance.

Les journaux nous disent aussi que le choléra est moins intense et moins fatal que celui de 1832. Certes, je voudrais pouvoir croire ce qu'on dit; mais cependant, quand on sait qu'à Trébizonde, sur une population de 8,000 habitants, il y a eu 1,500 victimes du choléra, pareil fait n'est pas de nature à faire croire à la bénignité de ce fléau.

D'ailleurs, à quoi bon masquer la vérité? pourquoi tromper le public? Craint-on que le peuple prenne trop de précautions? craint-on qu'il devienne trop sobre, trop rangé? Craint-on que les villes insalubres s'empressent trop vite de se purifier de toute source de maladie? Le choléra est un fléau terrible; il est ce qu'il fut, comme la petite vérole de nos jours est la même que la petite vérole du temps de Razès. La vaccine l'a désarmée comme la science désarmera le choléra. Mais ce n'est pas en se trompant et en trompant le public, que l'on diminuera la fatalité de ce fléau. Que dis-je? toute erreur propagée à ce sujet est elle-même un fléau.

Il y a eu des médecins pour dire la petite vérole non contagieuse; cette opinion détruit-elle la contagion? La petite vérole, inconnue des Grecs et des Romains, n'a paru que depuis le sixième siècle de l'ère chrétienne. Elle s'est pour ainsi dire acclimatée dans le monde, et la médecine l'a traitée avec plus ou moins de succès. Peut-être le choléra est-il destiné à s'acclimater dans le monde comme la petite vérole. Nier les dangers de ce fléau, c'est se tromper et non se prémunir. Pour moi, je préfère connaître d'avance l'intensité du mal que j'ai à combattre, afin de me préparer à la lutte et de mesurer mes moyens à la grandeur de cette lutte.

Tel est le but de l'ouvrage que je présente à mes confrères comme au public. L'hygiène est du domaine de la médecine, comme elle doit faire partie de toute éducation soignée. Dans mon opuscule, j'ai étudié les *habitudes* du choléra ; j'ai cherché à connaître les lieux qu'il fréquente, les individus qu'il attaque.

« La *contagion*, disait Delpech, est la seule voie
« de propagation du choléra qui soit susceptible
« de démonstration. »

En effet, si cette maladie résultait d'une altération quelconque de l'atmosphère, elle se serait répandue dans tous les pays avec une sorte de régularité; mais, dit Coates, elle paraît, au contraire, avoir marché suivant des lignes correspondant aux grandes routes, et avoir toujours eu besoin d'une *succession de sujets* pour sa propagation.

Tous les observateurs ont remarqué que le choléra suivait le cours des rivières, et, dans les grandes villes, les bords de ces rivières ont été plus atteints par le fléau. Qu'y a-t-il d'étonnant quand on sait que, dans toutes les grandes villes, les rivières sont le grand cloaque où se dégorgent les égouts? c'est le centre commun de toutes les impuretés des habitants.

Mais si les miasmes putrides et fermentescibles s'élèvent de toute espèce de débris organiques ; si les moisissures et les byssus accompagnent la putréfaction des matières végétales, peut-on croire qu'il ne s'élèvera aucun *miasme putride* des égouts d'une localité ? Une seule goutte d'eau croupie devient un océan peuplé d'innombrables animalcules infusoires ; comment supposer que des localités où règnent la fermentation et la pourriture animale et végétale, ne donneront pas naissance aux miasmes délétères, que j'appelle les *alliés permanents* des épidémies, du choléra et de la peste? On a comparé la contagion à un fruit *gâté* qui, placé près d'un fruit sain, détermine la décomposition de ce dernier. De même, le voisinage d'un corps putréfié insinue, par le *contact* ou la *respiration*, dans l'organisation d'un animal sain et robuste, soit des exhalaisons fétides, soit une humeur corrompue. Or, si cet animal absorbe *l'émanation toxique,* son corps devient à son tour un ferment destructeur pour d'autres animaux sains et vivants.

Mais pour qu'une infection miasmatique ait lieu, elle exige ordinairement deux ordres de circonstances, la présence des *corpuscules infectants et l'aptitude des corps à les absorber.*

Or, il est incontestable qu'il s'exhale constamment des émanations du corps de l'homme. Si l'homme est sain, les émanations sont saines; s'il est malade, les émanations le sont. Les émanations du corps d'un individu atteint de choléra sont un *poison.* Ce poison une fois existant, et transporté par l'homme, pénètre partout où l'homme pénètre, dans le palais des princes comme dans la cabane du pauvre. C'est ce poison qui tua le grand-duc Constantin, Diébitsch, Casimir Périer, et d'autres hauts personnages, bien qu'ils habitassent des lieux sains. *L'insalubrité des localités* favorise et hâte la propagation et l'intensité du choléra; mais un homme atteint du choléra est partout un foyer d'infection, et il peut à lui seul infecter le local le plus sain.—Aussi la séquestration *des malades et de ceux qui les ont soignés* est-elle un devoir pour tous les gouvernements. C'est à cette mesure qu'Edimbourg, qui ressemble tant à une ville française, dut sa faible mortalité.

L'isolement, pour les gens du monde, me paraît sinon impossible, du moins très-difficile. On ne peut se soustraire à l'influence d'une atmosphère contaminée. La raison alors conseille de se mettre dans les conditions les plus favorables pour résister à l'influence du fléau.

En temps d'épidémie, disait le célèbre *Delpech*, personne n'est bien portant, aucun ne peut échapper à une influence formelle et sensible; les miasmes, quelle que soit leur source, pénètrent dans tous les corps vivants. Nul ne peut savoir, *a priori*, s'il est ou non en état d'assimiler les miasmes et de les dompter. Seulement, une observation assez générale démontre que la gravité de la maladie est en rapport avec l'intensité du foyer auquel le malade a été exposé.

Le corps humain est le foyer d'où s'exhale et se répand le choléra, voilà ce qu'il faut savoir. *Si la vérité est nécessaire aux hommes, elle l'est surtout en temps d'épidémie et de danger.*

Une observation non moins générale que la première, c'est que l'aptitude aux épidémies est la débilité directe ou indirecte.

J'ai donc insisté sur la *débilité*, parce que les miasmes putrides s'attachent de préférence aux individus doués d'un faible pouvoir de réaction. Tous les médecins savent que c'est pendant un état de faiblesse que l'*absorption* a lieu le plus aisément ; voilà pourquoi je recommande un régime fortifiant et tonique. Lorsque je conseille la nourriture animale, je ne veux pas dire que l'on doive se gorger de viande exclusivement; je conseille une alimentation saine, réparatrice, fortifiante. Tout ce que j'ai dit à ce sujet se rapporte à l'époque des préparatifs. — En 1831, le choléra atteignit, à Gateshead, en Angleterre, des individus qui avaient fait un copieux *réveillon* la nuit de Noël.

— Si l'on donnait un morceau de bœuf à un cholérique algide, on l'étoufferait. Il est impossible de tout dire dans un ouvrage quel qu'il soit. Les auteurs donnent des règles générales, c'est aux particuliers à les appliquer selon leurs lumières et leur raison.

J'ai donc indiqué les moyens de diminuer le nombre des individus et des localités que le choléra pouvait atteindre. J'ai fait comprendre que la *débilité* était la prédisposition constante à toutes les épidémies. Je n'ai pas hésité à donner mon opinion sur le caractère *infectant* et *transmissible* du choléra ; car tromper le public, ce n'est pas le servir , c'est lui nuire. J'aurais pu m'arrêter après avoir parlé des moyens préservatifs, mais j'ai cru devoir esquisser à grands traits quelques principes généraux sur le traitement.

Avant tout il faut être fixé sur l'essence du choléra. Il est évident, par les effets, que c'est une *entité organique, un miasme* ou *germe toxique.* L'entité cholérique pénètre dans l'économie , comme les émanatious du botrytis infectant pénètrent dans les pommes de terre, y font leur incubation et s'y développent en corrompant tous leurs éléments.

Naguère on ne connaissait pas encore la maladie qui affecte les pommes de terre; on l'appelait le choléra de ces tubercules, et l'on ne manquait pas de trouver des analogies entre le choléra algide et la pomme de terre atteinte. Eh bien ! la science est parvenue à trouver l'agent destructeur du tubercule, et M. Payen nous apprend que les effets primitifs de l'affection spéciale des pommes de terre sont dus aux *émanations* d'une végétation cryptogamique.—Les spores, dit M. Payen, sont transportés par l'air en mouvement.

Les semences des mousses et des champignons sont invisibles et portées par les vents ; les semences ou les *germes* cholériques ne peuvent-ils pas être portés de même ? Dans un siècle où l'on communique à l'aide de la foudre, où l'on voyage par la vapeur, où l'on surprend l'image à l'aide des rayons du soleil ; dans un siècle où le microscope se plonge dans les secrets de la nature, il est permis d'espérer que le choléra trouvera son Jenner, et que ce fléau rencontrera un spécifique, comme la variole et la syphilis l'ont rencontré.

Mais en attendant cette découverte, aidons-nous des faibles secours que l'observation nous présente. Dans l'absence d'un spécifique, cherchons à connaître les moyens les plus utiles pour nous préserver du fléau ou pour le combattre. Que l'expérience, cette dure maîtresse, nous donne au moins des enseignements profitables !

Quand l'entité cholérique pénètre dans l'économie, si on ne peut l'expulser ou l'arrêter avant qu'elle corrompe le sang, il reste alors à *neutraliser* ce poison, comme on le ferait dans un empoisonnement par les septiques. Ainsi dans la prophylaxie, il faut préparer la constitution et la fortifier contre l'influence épidémique du fléau ; dans la thérapeutique, expulser de l'économie, par les moyens connus de tous les médecins, l'agent morbide qui s'y est introduit. Si l'on n'a pas mis le temps à profit, ou si on n'a pu attaquer l'agent morbide avant qu'il ait altéré le sang, il reste encore une ressource, c'est d'employer les sels capables de neutraliser la puissance toxique du choléra. Voilà ce qu'apprend en définitive l'étude de ce fléau, étude faite sur une large échelle et sans partialité pour les systèmes.

Partout où le choléra a sévi, il y a eu beaucoup de guérisons quand on a traité le malade dès le début, comme on guérit l'homme mordu par une vipère, si on ne permet pas au venin de vicier le sang. Quand le choléra a vicié le sang et produit la cyanose toxique, même alors on a eu des succès en employant les sels muriatiques, seuls réactifs connus contre ce poison animal.

Je ne connais rien de plus digne de remarque et d'attention que ce qui s'est passé à Londres, dans la prison de *Cold Bath Fields*. De 105 cas de choléra, dont 36 dans l'état de *collapsus* le plus grave, 16 seulement sont morts. On a attaqué ces résultats, mais on sait qu'en médecine on ne trouve jamais unanimité d'opinions parmi les médecins ; on sait aussi que, dans les hôpitaux de Paris, la proportion des morts dépassait de beaucoup celle de la prison de Londres. Quant à moi, l'expérience qui m'est personnelle m'a impressionné assez profondément pour justifier ma confiance dans ce traitement dans la période algide.

En choisissant ce que présentent de plus rationnel dans leurs traitements les médecins les plus distingués et les plus expérimentés de l'Inde et en Angleterre, les docteurs Orson, Searle, Bell, Stevens Craw, Corbyn, Vos, Boyle, Johnson, Copeland, etc., etc.; Horner, Jackson, Spencer, Hodge en Amérique; Raikman, à Saint-Pétersbourg; Kæler, Enoch, Kaczkousky, en Allemagne, et les meilleurs médecins de Paris, je trouve que tous présentent une grande analogie dans l'effet qu'ils attendent.

Le mélange du calomel et de l'opium, la poudre de Dower, ont rendu des services incontestables : ils ne sont pas assez connus et assez employés en France. Mais pour ces médicaments comme pour tous, le succès dépend de l'*à-propos* ou de l'*indication*. Il est évident que si l'on donne pendant la première période, ou dès le début du choléra, ce qui n'est recommandé que pour la période algide, on fait plus de mal que de bien.

Comme il n'y a pas encore de spécifique pour le choléra, il en résulte que les médecins qui ont le plus d'acquis, de ressources et de tact, sont ceux en réalité qui ont le plus de chance de bien traiter cette maladie.

Il se trouvera sans doute quelques médecins et des critiques pour dire que mon ouvrage ne leur apprend rien. J'avoue que je n'écris pas pour les membres de l'Institut ni pour ceux de l'Académie royale de médecine. J'écris tout bonnement pour ceux qui ne savent pas ; leur nombre est encore assez grand. Au reste, un homme d'un talent rare, un génie hors de ligne, Bacon, a dit que nul ne possédait à fond que les connaissances qu'il avait créées lui-même.

Or, c'est pour m'instruire d'abord que je me suis livré aux recherches et aux études sérieuses dont je ne donne qu'un faible aperçu. J'ai pensé que ce terrible fléau, le choléra, valait bien la peine qu'on l'étudiât pour l'éviter ou pour le combattre. Je ne donne pas d'ailleurs mes opinion comme les meilleures, je les donne comme miennes, comme le fruit de la réflexion et d'un travail consciencieux ; je les donne enfin dans l'espoir qu'elles pourront être utiles à ceux qui n'ont pas le bonheur d'être une encyclopédie vivante, et qui ont assez de candeur pour avouer qu'il n'y a pas de livre dans lequel ils ne trouvent quelque chose à apprendre. Si j'ai dissipé quelques erreurs, si j'ai porté de bons esprits à penser, les germes que je sème ne seront pas perdus. L'exemple que je donne aux médecins de se préparer à la lutte, peut être déjà utile à quelque chose, car la sécurité trompeuse dans laquelle vivaient les médecins de Paris en 1832, fut fatale à plusieurs d'entre eux, comme elle le fut à un grand nombre de malades.

Les augures flatteurs de cette époque disaient à l'envi que le choléra épargnerait *notre belle France ;* ils endormaient le public dans une sécurité fatale ; ils le désarmaient à l'approche de l'ennemi. — Je prends le contre-pied de ces optimistes irréfléchis, et, malgré les progrès opérés pendant ces quinze dernières années, je dis qu'il y a encore en France tant de malpropreté, tant de foyers d'infection, dans les rues, dans les égouts, dans les maisons mêmes, *il y a si peu d'eau courante dans les grandes villes; ce désinfectant par excellence est si cher, si peu abondant;* nous vivons d'ailleurs si groupés, si entassés dans nos appartements étroits, que le choléra trouvera de nombreux *alliés* au milieu de nous, et y fera nécessairement beaucoup de victimes. Ce n'est donc pas servir le public que de le tromper et de le flatter par des phrases sonnantes. Le choléra atteindra probablement tous ceux qui se seront débilités, qui s'offriront *imprudemment* à ses coups; ceux, enfin, qui manqueront de force physique et de courage moral pour le combattre; car le choléra attaque de préférence les faibles, les peureux et les imprudents, qu'ils habitent une humble chaumière ou un château royal.

BUREAUD-RIOFREY,

35, rue du Faubourg-Saint-Honoré.

1ᵉʳ décembre 1847.

DU CHOLÉRA

DES MOYENS PRÉSERVATIFS ET CURATIFS.

La confusion jetée dans la science par la diversité des définitions l'a surchargée sans profit; elle n'a servi ni aux progrès préventifs, ni aux progrès curatifs, parce qu'on s'est plus occupé des mots que des choses. Or, dans la médecine, le bon sens dit que le but de cette *science est de prévenir la maladie ou de la guérir.*

L'étude des maladies épidémiques, considérées sous le nom d'infection ou de contagion, ne peut amener qu'à former des partis. Les bons esprits s'éloignent des distinctions trop subtiles, et ils s'efforcent, au contraire, d'arriver aux opinions et aux principes qui peuvent servir de règle et de guide.

Comment se propage le choléra? Que l'on réponde à cette question de mille manières, il en faudra toujours arriver à reconnaître que presque toujours le choléra suit la trace des hommes. Conséquemment, le choléra est une *entité* dont la propagation peut être suivie, étudiée; et l'étude, débarrassée d'arguties et de subtilités, nous présente alors une leçon utile.

Il existe dans les maladies endémiques et épidémiques un agent qui n'est appréciable ni par le baromètre, ni par le thermomètre, ni par l'eudiomètre, ni par l'électromètre, ni enfin par aucun des instruments de physique ou de chimie modernes. Mais qu'il existe un *agent morbifique,* miasme ou émanation, germe ou fluide, c'est ce que les faits démontrent d'une manière incontestable; *c'est ce que démontre surtout le système nerveux, le plus sensible de tous les instruments.*

Dans l'enfance de la science, le fluide électrique fut connu par ses manifestations et ses effets; on connaissait chez les anciens les propriétés de l'ambre et de l'aimant; des étincelles lumineuses avaient été remarquées souvent sur les lances des soldats romains. Mais, ne connaissant pas la nature de ce fluide, on tremblait en entendant gronder la foudre. Le génie de l'homme a su pourtant la maîtriser.

Nous ne connaissons véritablement du choléra que ses effets. *Causa latet, vis est notissima.* Cette ignorance s'applique à toutes les maladies miasmatiques qui affectent l'organisation animale par l'infection ou par le contact; en attendant que l'on maîtrise la nature de cet agent morbifique, que je propose d'appeler *germe épidémique*, cherchons à connaître *quelles sont les conditions qui favorisent son développement, et quels sont les moyens qui le combattent.* Voilà le côté utile, le côté pratique de la question; voilà ce qu'il nous importe surtout de savoir, à l'approche de l'ennemi. Si l'on ne peut l'arrêter dans sa marche, comment diminuer ses dangers ? Comment combattre son atteinte ? Telles sont les deux grandes questions dont la solution est aujourd'hui de la plus haute importance.

Et d'abord, qu'est-ce qu'un agent morbide épidémique ? Effluve ou germe, cet agent est une entité distincte qui a pour propriété de s'attacher et de se transmettre à de nouveaux corps lorsqu'il a atteint son *summum* de développement.

Du germe épidémique.

Le miasme ou le germe endémique est ordinairement produit par la décomposition des végétaux. Les marais et les lieux bas, les terrains d'alluvion, où s'opère cette décomposition plus ou moins lente, ne voyageant pas, les maladies produites par l'agent morbide végétal sont nécessairement locales. Il ne peut en être ainsi des maladies produites par l'agent morbide, résultat de la décomposition, de la dégénération ou de la fermentation putride des corps animaux. Le germe morbide animal a la propriété de s'attacher surtout à d'autres animaux. — L'affinité de l'agent morbide animal pour les autres animaux est incontestable; or, c'est à cet agent surtout que convient le nom de *germe épidémique*, puisqu'il produit, comme par une espèce de génération régulière, des maux identiques au mal originel qui s'est élevé à la condition épidémique, point le plus haut de sa fermentation ou de son développement dans l'ordre de la nature.

Parmi les maladies produites par une *entité* morbide, on ne peut s'empêcher de reconnaître les dyssenteries, la coqueluche, les bronchites, les ophthalmies. Dans cet ordre de maladies, le danger pour l'individu n'est grand que selon les localités. — Il faut à ces *entités* morbides un milieu plus ou moins propre à leur développement.

La petite vérole, la scarlatine, la rougeole, sont encore des *entités* morbides, qui se manifestent surtout avec gravité dans les grands centres de population.

Enfin la peste, la fièvre jaune, le choléra, ont constamment pour origine des lieux où la température est très-élevée; il semble que cette température soit nécessaire pour faire éclore le monstre qui, une fois né, ravage plus ou moins les lieux qu'il visite.

Toutes ces maladies présentent des lois de développement. Ce sont ces lois étudiées qui forment le domaine de la science. La médecine serait constamment à refaire si l'on ne profitait des leçons du passé et de l'expérience toujours si chèrement acquise. Or, que nous apprend l'expérience du passé? Elle nous apprend que le choléra a suivi la marche des populations et des hommes, qu'il s'est attaché aux déplacements des individus ou des corps en migration, comme certains oiseaux de proie suivent les individus isolés, les caravanes ou les armées. Elle nous apprend que le choléra, comme la fièvre jaune et la peste, est né de la vase impure d'un grand fleuve charriant trop souvent des débris organiques exposés à la température élevée qui fait éclore, dans certains climats, les épidémies, et des myriades d'insectes.

J'ai dit dans un autre ouvrage que les embouchures de tous les grands fleuves avaient le triste privilége de donner naissance à de graves maladies. — Les fièvres intermittentes règnent en Hollande, la fièvre jaune règne à la Nouvelle - Orléans, les fièvres pernicieuses au Sénégal, la peste règne dans le Delta du Nil. Le choléra est né dans le Delta du Gange. C'est donc contre la propagation de cet être morbide, éclos dans le limon du Gange, que nous avons à nous prémunir, comme nous aurons à le combattre lorsqu'il sera au milieu de nous. — Il faut donc étudier, avant tout, les allures du monstre, et, dans ce but, il importe de connaître les lieux qu'il fréquente et les individus qu'il attaque.

Origine moderne du choléra. — Préférence du choléra pour certaines localités.

Le choléra est né à Jessore, ville très-peuplée, au centre du Delta du Gange; c'était en 1817. De cette ville, il se répandit dans toutes directions; il visita Madras au mois de juin, et Bombay au mois d'août.

Nous ne le suivrons pas dans son long trajet en Asie, mais nous marquerons son passage et sa route dès son apparition en Europe, parce que c'est en Europe que nous pourrons étudier plus aisément ses tendances et son caractère.

Lorsque le choléra fut annoncé à Saint-Pétersbourg et à Moscou, l'on commença à s'òccuper de ce sinistre voyageur, mais les ouï-dire paraissaient exagérés. — Tout à coup l'on apprit qu'il était à Hambourg, puis à Newcastle, puis à Londres; enfin, il fut à Paris presque aussitôt qu'à Calais.

Comment voyageait ce terrible fléau? Semblable à une hyène, il pénétrait dans les réduits sales

où régnait la corruption, et il saisissait tout à coup
ceux qui étaient à moitié exténués par la maladie, la misère, la corruption ou le vice. — Ce que
l'on vit dans le sein de Paris, on le vit dans presque toutes les grandes villes.

A Hambourg, le choléra se manifesta dans la
cave profonde, réduit obscur où se réfugiaient les
mendiants, les vagabonds, et les êtres dissolus de
toutes les classes.

Lorsqu'il parut à Sunderland, ce fut aussi dans
les quartiers les plus malsains, et là où la population entassée vivait avec moins de régularité et
de sobriété.

A Édimbourg et à Glasgow, on put faire la
même remarque. Enfin, à Paris, ce fut dans le
quartier de la Mortellerie, dans la Cité, et les quartiers mal habités par une population misérable,
que le fléau se manifesta et d'où il s'irradia dans
la capitale.

De tous les rapports réunis, comme de tous les
ouvrages écrits, il résulte que le fléau montre une
préférence évidente pour les lieux bas, humides,
pour les quartiers des villes où les règles de salubrité sont négligées, qu'il suit le cours des rivières ; enfin, qu'il existe partout où règnent les
fièvres endémiques.

Que vous étudiiez ce fléau en Asie ou en Europe, les localités présentent des différences, selon

qu'elles sont plus ou moins bien habitées, plus ou moins populeuses, selon que ces localités sont elles-mêmes plus ou moins salubres.

Ce fait étant bien constaté, que le fléau sévit surtout dans les localités les plus malsaines, et dans les quartiers des grandes villes où se trouvent le plus de malpropreté, d'ordures, de corruption physique, dans les habitations où il y a moins de comfort, moins de propreté, moins d'air libre et pur, cherchons maintenant à connaître quels sont les individus qui sont les premiers atteints et ceux qui sont en quelque sorte prédestinés à être atteints.

Prédilection du choléra pour certains individus.

Les Chinois disent, en parlant du choléra, qu'il connaît ses victimes. Ils personnifient ainsi le fléau et le font sévir avec connaissance de cause. Sans adopter le côté fataliste de cette opinion, voyons si, nous aussi, nous ne pouvons pas connaître les victimes du choléra ; et si nous reconnaissons en nous quelques-uns des signes auxquels le fléau reconnaît ses victimes, ne sera-t-il pas sage de nous épurer de la tache qui peut nous exposer à ses coups, et de nous fortifier contre l'attaque de ce terrible adversaire ?

Oui, le choléra connaît ses victimes ; et nous

aussi nous pouvons les connaître en examinant avec soin celles qu'il a déjà dévorées , convaincu que le fléau sévira comme il a sévi tant qu'il sera ce qu'il est, c'est-à-dire le choléra.

Or, quels sont les individus qui ont payé à ce monstre le plus large tribut? Parcourez les histoires du choléra, celles de l'Asie comme celles de l'Europe, de l'Afrique et de l'Amérique ; partout vous voyez la même espèce de victimes. Sans doute, il y a quelques exceptions ; mais nous jugeons par les généralités, et non par les exceptions.

La mortalité et la prédestination à être atteint par le fléau a été, dans tous les pays, le partage privilégié des pauvres, des basses classes, et de ceux, dans les différentes classes de la société, dont la résistance vitale et le pouvoir de réaction étaient affaiblis.

En Chine, la mortalité fut très-grande, particulièrement dans les villes très-peuplées. A Bassora et à Bagdad, villes malsaines et humides, on dit que le tiers de la population fut enlevé.

Là où les conditions d'hygiène locale se joignent aux conditions débilitantes dans l'état des individus, il y a une plus grande mortalité.

A Londres, le docteur Eliotson a fait remarquer que les ivrognes étaient plus fréquemment affectés, comme aussi les individus vivant d'une manière irrégulière.

En général, les constitutions *débilitées*, quelle que soit la cause qui ait produit cette débilité, sont prédisposées au choléra.

Sous ce point de vue, le choléra ne diffère pas des autres maladies épidémiques ; toujours et partout les individus *débilités* sont prédisposés à ces maladies, et comme chez les pauvres se trouvent toutes les causes débilitantes, c'est chez les pauvres aussi que les maladies épidémiques sévissent avec plus de rigueur.

Les riches se tromperaient étrangement s'ils s'imaginaient être à l'abri d'un fléau, uniquement parce qu'ils sont riches. Les riches ont des causes débilitantes différentes de celles des pauvres. Ce n'est pas la faim, ce n'est pas le froid, ce n'est pas le besoin des choses nécessaires à la vie, ni la malpropreté qui débilitent les riches ; ce sont leurs passions, leurs plaisirs et leurs besoins factices.

Le riche est *débilité* par les plaisirs de la table, par les femmes, par les inquiétudes de ses désirs, par ses contrariétés, par son ambition froissée, par ses ressentiments contenus, par ses dépits.

Le riche est l'enfant gâté de la Fortune et un rien le froisse. Le riche est surtout *débilité* par la vie molle qu'il mène et qu'il a menée avant l'apparition d'une épidémie. Et voilà ce qui explique pourquoi dans les épidémies les riches sont atteints non aussi aisément et aussi fréquemment que le pauvre, mais assez fréquemment cependant pour qu'ils soient menacés lors de l'apparition d'un fléau épidémique.

La question que je traite ici n'est pas neuve pour moi : dans l'ouvrage que j'ai publié en 1839 sur *Londres ancien et Londres du moyen âge*, j'ai consigné, à propos *des pestes et des épidémies* dont Londres avait été décimé, des opinions raisonnées que l'étude et l'expérience n'ont fait que confirmer. Je disais :

« L'on n'a peut-être jamais assez réfléchi sur « les dangers du paupérisme dans les grandes « villes.

« Les pauvres ont été de tout temps la matière « première des épidémies. C'est dans le sein des « pauvres qu'elles naissent et se fomentent; c'est « dans les quartiers habités par les pauvres que « les fièvres malignes et la peste elle-même se dé- « veloppent; c'est de ces centres que les épidémies « se propagent à la classe moyenne et qu'elles « atteignent les classes riches. Les pauvres ne « peuvent donc être affectés de fièvres malignes « sans danger pour la classe moyenne et pour la « classe riche. Quelques personnes peuvent bien « s'éloigner du foyer où sévit une épidémie, mais « tous les habitants d'une ville ne peuvent l'a- « bandonner à la fois; et d'ailleurs, les riches ne « sont pas toujours avertis à temps du danger

« qui menace la communauté ; d'autre part, les
« riches sont partout peu nombreux, mais la
« classe moyenne reste entièrement exposée aux
« dangers de l'infection.

« Une des erreurs les plus communes des gens
« du monde, c'est de croire qu'il suffit de s'éloi-
« gner du contact de ces individus affectés de
« fièvres malignes ou de la peste, pour en être à
« l'abri. Les maladies et les fièvres épidémiques
« n'ont pas besoin du *contact* pour se communi-
« quer. L'*Histoire des assises d'Oxford*, appelées
« *assises noires*, suffirait pour le démontrer.

« Des prisonniers entassés dans des cachots
« étroits, mal aérés et malsains, furent affectés
« de ce qu'on appelait alors la fièvre des prisons,
« (que nous appelons aujourd'hui fièvre typhoïde).
« Pour être jugés, ils devaient paraître devant des
« juges, des jurés, des témoins, et c'était pendant le
« mois de juillet. Ces accusés, retirés des prisons
« lorsqu'ils étaient affectés de la fièvre *de ce nom*,
« ne touchèrent ni les juges, ni les jurés, ni les té-
« moins, dont ils étaient séparés ; et cependant,
« juges, jurés, témoins tombèrent malades dès le
« troisième jour. Près de trois cents personnes
« périrent à la suite de cette infection. Les trois
« cents individus qui succombèrent aux *assises*
« *noires* d'Oxford furent victimes d'une infection
« atmosphérique , *ils respirèrent l'air et les*

« *miasmes corrompus* émanant de ces prisonniers.

« Pendant les épidémies, les maladies n'ont pas
« besoin du contact pour se communiquer. Les
« épidémies corrompent l'atmosphère, et elles in-
« fluencent tous les individus que l'atmosphère
« entoure et pénètre. Une fièvre maligne épidé-
« mique régnant dans une localité, menace de
« toutes parts les individus qui l'habitent; c'est
« par les pores, c'est par la respiration que les
« épidémies pénètrent dans l'économie. Le grand
« préservatif contre les épidémies pestilentielles,
« c'est l'amélioration de l'état physique des
« pauvres; c'est là le plus sûr de tous les cordons
« sanitaires [1].

Les opinions que j'émettais il y a près de dix
ans, lorsque j'étudiais, dans Londres même, les
changements opérés dans les localités, changements qui ont contribué à bannir la peste de l'enceinte de cette immense métropole; ces opinions
sont les mêmes aujourd'hui, l'étude et l'observation les ont confirmées.

Les pauvres sont toujours la matière première
des épidémies, c'est le terrain naturel sur lequel
elles s'implantent, c'est dans ce sol que le *germe*
de chaque entité épidémique fait son incubation.

[1] Extrait de *Londres ancien et moderne*, chez Baillière, rue de l'E-
cole-de-Médecine ; édition 1839.

Cette *incubation* incontestable, remarquée dans tous les pays et reconnue par les observations de tous les savants, est la preuve de l'existence d'un *agent* qui a besoin de trouver certaines conditions indispensables à son développement. La petite vérole, la peste, le choléra, sont des entités distinctes ; elles se reproduisent par *l'incubation* de germes introduits dans l'économie, soit par le contact, soit par l'infection atmosphérique. On pourrait se prémunir contre le contact, il est presque impossible de se prémunir contre l'infection atmosphérique lorsqu'on habite une localité où règne l'épidémie.

**Difficulté de se prémunir contre les épidémies
et contre le choléra.**

Pour se protéger sûrement contre le choléra, il faudrait pouvoir se passer d'air. En effet, la maladie une fois déclarée dans une localité, nul ne peut dire encore quel est son rayonnement ; nul ne peut dire quelle est la portion de l'atmosphère qui contient ce fatal germe, et quelle est celle qui ne le contient pas. L'atmosphère contient dans son sein des millions de germes, ces germes se développent lorsqu'ils trouvent un terrain qui convient à leur nature, le germe cholérique existant, flotte imperceptible dans l'atmosphère et ne s'implante que sur les *constitutions débilitées,* sur celles chez lesquelles le pouvoir vital ou de réaction est affaibli. Le public, non observateur des phénomènes de la nature qui se passent journellement sous ses yeux, ne saurait se rendre compte d'influences imperceptibles : il entend parler tous les jours de petite vérole, de scarlatine; ces maladies sont épidémiques, elles sont transmissibles comme le choléra; leur principe est dans l'atmosphère; nul ne l'a vu, nul ne le connaît, nul ne peut l'apprécier; on ne juge de son existence que par ses effets. Que font cependant les gens sensés? Ils évitent de se trouver dans une atmosphère trop probablement imprégnée de ces principes morbides; et ils ont raison, car s'exposer au mal c'est vouloir le prendre.

Le germe épidémique, une fois engendré, corrompt l'atmosphère d'une localité, et il épuise dans cette localité les matériaux qui semblent être destinés à son existence. La flamme brûle tant qu'elle trouve une substance inflammable, le choléra sévit dans une maison, dans une localité tant qu'il y trouve des êtres faibles sur lesquels il s'implante jusqu'à ce qu'il les tue, comme certains animaux parasites causent la mort des êtres dont ils vivent.

Si le germe épidémique une fois éclos corrompt l'atmosphère d'une localité, on doit comprendre que l'intensité de cette corruption sera d'autant plus grande que l'on se placera plus près du foyer d'où s'échappe ce germe fatal.

Sans doute il serait cruel d'abandonner un malade à lui-même ; de s'envelopper dans un égoïsme insensible ; mais il serait imprudent d'aller sans raison et sans nécessité affronter le fléau. L'égoïste est généralement lâche, il manque d'ardeur, de pouvoir de réaction ; il est à l'état passif, et par cela même, malgré ses précautions et son isolement, il peut être facilement atteint, parce qu'il est naturellement *débilité* par l'absence de cette charité qui réchauffe l'âme et le corps et le préserve contre les épidémies. N'est-ce pas ce feu sacré qui préserve le médecin affrontant mille fois dans sa vie des fléaux qu'il connaît mortels ? n'est-ce pas la flamme pure de l'amour de l'épouse, de la mère, de l'amante qui les préserve pendant qu'elles veillent au chevet du lit d'un être chéri atteint de maladie contagieuse et mortelle ? *Contagieuse,* voilà un mot dont on a étrangement abusé et qui a fait beaucoup de mal dans le monde. La contagion par le contact menace rarement les gens du monde ; *elle est réelle, mais elle est le triste privilége des médecins.* La contagion la plus commune est celle produite par *l'infection* atmosphérique.

En visitant le lazaret de Marseille, étant dans la chapelle dans laquelle on a eu la triste pensée de mettre un tableau représentant des pestiférés,

comme si l'on voulait impressionner les quaran-
tainaires, je me souviens avoir entendu raconter
par le docteur Bally le fait suivant :

Pendant la fièvre jaune de Barcelone, le docteur Bally, touchant le pouls d'un malade, sentit
tout à coup une démangeaison sur le petit *doigt
de la main qui touchait le malade.* Quelque chose
s'était passé, on eût dit un insecte imperceptible
s'attachant au doigt du médecin. Quelques heures après la démangeaison augmenta, le bras s'en-
gourdit, et pendant la nuit il fut pris d'une vio-
lente attaque de fièvre jaune, à laquelle succomba
son garde. Voilà *un exemple de maladie commu-
niquée par le contact.*

En visitant le lazaret avec une Commission
scientifique dont j'avais l'honneur de faire partie,
je pénétrai dans le clos Saint-Roch, d'une fatale
célébrité. Là j'appris tous les moyens employés
pour se préserver *du contact*, comme si *le contact*
était la seule chose à craindre. Je vis alors des
Arabes mendiants, bien capables d'engendrer la
corruption et la peste, s'ils ne l'apportaient pas
avec eux. Je trouvai les moyens employés plus
spécieux que réels, et j'en conclus alors que si l'on
n'avait pas eu la peste à Marseille, c'était parce
qu'elle n'y était pas venue.

En passant sous les hangars, je m'approchai
très-près des ballots de marchandises entr'ouverts.

Je pris beaucoup de notes. Si j'avais commis l'imprudence de toucher un seul de ces ballots, j'eusse été mis en quarantaine. L'intendance sanitaire nous reçut bien, et nous pûmes nous convaincre qu'à part la privation de liberté, on ne manquait de rien au lazaret.

Que le lecteur juge cependant, par ce que je lui dis, des effets de l'influence morale. J'étais sous l'impression de tout ce que j'avais lu sur la peste, sous l'impression du beau tableau que je vis dans l'église, sous l'influence des contagionistes de Marseille : et bien ! le déjeuner pris au lazaret ne se digéra pas, je ne pus dîner et je fus indisposé une partie de la nuit. Si ces ballots, me disais-je, eussent été pestiférés, nous en approchant à la distance d'un demi-mètre, n'était-ce pas nous exposer et exposer la ville de Marseille, dans laquelle nous allions rentrer deux ou trois heures après ?

Le lazaret de Marseille est l'endroit le plus sain, le plus pittoresque, le mieux situé de la ville : personne ne l'habite. La Darse est le port le plus sale, le cloaque le plus infect que je connaisse : il est couvert de vaisseaux et entouré de maisons. Cette Darse est l'auxiliaire, l'alliée naturelle de la peste et du choléra. Si vous dites cela aux Marseillais, ils lèvent les épaules de pitié, tant l'habitude les a réconciliés avec ces immondices. Je recueillis toutefois, dans la discussion sur la salubrité de Marseille, discussion que je soulevai, un fait que je dois consigner ici.

M. Cauvière, le doyen des médecins par l'âge peut-être, mais certainement le doyen par le savoir, rapporta que tous les matelots pris du choléra, et apportés de la *Darse* à l'hôpital, mouraient plus vite que les autres malades, et mouraient du choléra algide. Les malheureux, *débilités* déjà par les miasmes putrides qui s'exhalaient de la Darse, n'avaient plus de pouvoir de réaction.

Je m'arrête ici sur la distinction à établir entre la contagion et l'infection. La première est directe, on peut s'en prémunir plus aisément; la seconde est presque inévitable, car on ne peut toujours se dispenser de vivre et de respirer dans l'atmosphère qui contient des germes épidémiques.

L'on ne se fait pas une idée exacte, ni même approximative, des émanations miasmatiques du corps de l'homme. Qu'on en juge par comparaison, en se rappelant quelle prodigieuse quantité de miasmes doivent s'échapper du corps des animaux que l'on chasse, et dont les chiens suivent et retiennent la trace! Ne sont-ce pas les émanations du corps de l'homme, émanations qui restent dans une couche de l'atmosphère et sur le sol qu'il a parcouru, qui permettent au chien de retrouver son maître? Eh bien! ces émanations subtiles provenant d'un corps sain peuvent faire comprendre que les émanations d'un corps atteint d'une maladie grave ont une existence réelle, et ces émanations maladives ne peuvent être qu'insalubres.

Dans les maladies pestilentielles, les émanations qui s'exhalent des corps affectés reproduisent la *même maladie* que celle du corps dont elles émanent, et c'est là ce qui me fait croire à un *germe*, à une génération d'une entité qui a son origine, son accroissement et sa fin. Aucun fluide ne présente un pareil phénomène de vitalité. Tout, au contraire, démontre la probabilité d'un germe soumis à des lois régulières de développement.

Cela étant une fois bien compris, la question que mes lecteurs seront tentés de me faire est celle-ci : Comment donc combattre ce *germe* ? comment l'empêcher de s'implanter sur l'économie? Voilà le côté sensé et pratique des opinions : que mes lecteurs aient la patience de continuer.

Prédispositions aux maladies.

Hippocrate, le plus grand des observateurs et le véritable interprète de la nature, a laissé des aphorismes dont tous les siècles confirment l'exactitude : « Celui qui est faible, dit ce grand homme, est bien près d'être malade. *Qui debilis est proximus est ad morbum.* » On peut appliquer cet aphorisme à toutes les maladies, mais surtout aux maladies épidémiques. Celui dont la constitution est débilitée, soit originairement, soit accidentellement, est marqué pour le choléra. En effet, le choléra est un agent éminemment dépressif, son action prostre; or, la faiblesse ne résiste pas. L'homme débilité descend en quelque sorte dans l'échelle animale : cela est tellement vrai, que les animalcules parasites s'attachent à sa constitution comme à une proie qui leur appartient.

Au milieu des millions innombrables de germes et de sporules invisibles de tant de plantes, que l'air contient, qui pourrait dire que le choléra n'existe pas lui-même à l'état de *germe,* pouvant s'implanter et se développer sur les constitutions délabrées ou affaiblies ?

L'observation ordinaire à l'œil nu n'a pas fait connaître ce germe, les microscopes les plus perfectionnés n'ont rien démontré; mais il existe un agent morbide dont l'influence est appréciable par le système nerveux, et par ses effets.

Or, sans entrer dans des dissertations oiseuses ici, il suffit de reconnaître que la *faiblesse* est un auxiliaire du choléra, que ce fléau attaque de préférence ceux qui sont débilités par une cause quelconque. Le moyen donc de combattre l'influence cholérique, et par cela même le choléra, est d'être fort d'esprit et de corps.

D'esprit, car l'influence débilitante des affec-
tions morales est incalculable. Qui peut mesurer
et décrire le malaise de l'épigastre que ressentent
les hommes vivement affectés par une cause morale? Qui ne connaît les effets de la peur, qui
suffisent pour désorganiser des armées et pour rendre lâches les hommes les plus braves?

Etre fort de corps, c'est jouir de sa santé, c'est
remplir ses fonctions, c'est être exempt de maladie, c'est vivre avec sobriété et sagesse, c'est
digérer, dormir, agir, penser, sentir, c'est être
chaste aussi.

Ce dernier point est un sujet qu'un médecin
n'aborde qu'avec défiance, non qu'il doute de ce
qu'il avance, mais parce qu'il a à combattre les
préjugés les plus doux.

Il y a eu de tout temps des hommes assez imprudents pour braver les fléaux les plus terribles,
portant à la Providence un sacrilége défi. Loin de
profiter des conseils de la sagesse, ils en rient :
Si la vie doit être courte, disent-ils, *qu'elle soit
bonne;* et sur ce proverbe, ils aventurent leur
santé et leur existence même, en ne mettant aucune borne à leurs plaisirs et à leurs excès.

Mais les hommes qui raisonnent ainsi n'ont pas
la certitude d'une vie courte et bonne ; souvent
il arrive que la santé dont ils sont prodigues est
altérée, et pendant la vie entière ils traînent

une existence misérable que la mort refuse de prendre.

La débilité causée par les excès ne produit donc pas toujours la mort, mais elle diminue toujours le prix et le charme de la vie. Elle fait de la vie un fardeau au lieu d'un bienfait; elle rend à charge l'existence même. Et cependant, quel est l'homme qui est prêt à mourir ? Quel est celui qui peut avec vérité faire légèrement le sacrifice de l'existence ? Il y a, sans doute, des individus prêts à se suicider ou à se faire tuer dans un duel; mais c'est dans un moment de folie, tandis que pendant l'exercice froid de la raison, quand l'homme jouit de toutes ses facultés, il répugne toujours à la mort; aussi éprouve-t-il un effroi naturel à l'annonce d'un fléau qui tue en quelques heures. Laissons donc de côté les sentiments factices qui peuvent convenir à quelques êtres exceptionnels, mais qui ne conviennent pas à la majorité des hommes. Le choléra est un ennemi terrible; c'est un fléau que tout homme sensé et raisonnable veut et doit éviter; le bon sens et notre intérêt nous disent que nous devons faire tout ce qui dépend de nous pour nous en préserver. Loin donc de suivre le proverbe, *courte et bonne*, il faut le blâmer, parce qu'il excuse plus d'un excès dans un temps où tous les excès sont condamnables.

Pour les pauvres, les causes de faiblesse sont

beaucoup plus nombreuses que pour le riche. Ainsi, le pauvre est exposé à la faim, à la mauvaise nourriture, au froid, à une habitation malsaine, à un air impur, et à tous les dangers de l'ignorance et des privations ; mais le riche est exposé à la faiblesse résultant de l'abondance de toutes choses. Le riche a une sensibilité plus développée ; ce qui le démoralise quelquefois pourrait à peine émouvoir l'homme du peuple. Le riche ne souffre pas de la faim, mais il souffre de dyspepsie ; il ne souffre pas du froid, mais il est plus impressionnable au froid ; il ne respire pas habituellement un air impur, mais le moindre miasme fatigue ses sens ; en un mot, la surexcitation est la maladie des riches, et la surexcitation est toujours suivie d'un temps d'atonie et de dépression. L'économie animale ne peut pas supporter un état de tension continuelle, pas plus qu'un arc ne peut être constamment tendu. Eh bien, la débilité qui résulte des passions trop suivies ou des passions trop contenues a aussi son danger, et elle prédispose les riches au choléra.

Certes, Casimir Périer ne souffrait ni de la faim, ni du froid, ni du besoin ; mais son système nerveux était *surexcité*, et il était débilité par la surexcitation causée par les affaires publiques qu'il prenait à cœur. Ce fut dans ces conditions qu'il commit l'imprudence de se rendre dans un foyer où régnait l'épidémie ; c'est là qu'il absorba le germe fatal qui causa sa mort. Que l'on écrive des volumes sans nombre sur le choléra, toujours faudra-t-il reconnaître que cet agent est causé par des effluves humains, par des miasmes émanant du corps humain, et qu'il s'implante surtout sur les constitutions débilitées par les agents physiques ou par les causes morales. De même que certaines plantes parasites et des myriades d'êtres inférieurs ne s'établissent que sur des débris végétaux et animaux, de même le choléra semble ne vouloir s'établir et s'implanter que sur des organisations débilitées et appauvries.

Les rapports de la presse politique disent que le choléra épidémique qui s'avance vers nous ne présente plus autant de dangers : les journaux de médecine ne sont pas aussi rassurants. En effet, si le choléra ne présente pas les formes spasmodiques, il est reconnu qu'il présente surtout la forme adynamique. Or, dans cette forme la prédisposition la plus grave, la plus fatale est, sans contredit, la *débilité*. Le choléra frappe le malade comme par un choc électrique, et s'il ne possède pas assez de force de réaction pour supporter ce coup fatal, il s'éteint bientôt, malgré tous les efforts tentés pour le ranimer.

Ayant indiqué sommairement les localités que le choléra fréquente et les individus qu'il attaque de préférence , occupons-nous maintenant de tous les moyens préservatifs que la raison et l'expérience proclament. Quand on a fait tout ce que la prudence humaine suggère, il faut après cela s'en remettre exclusivement à la Providence, avec le sentiment de la foi, qui élève et qui sauve.

Moyens préservatifs.

Lorsque j'assistai au Congrès de Marseille , et que je pris une part active dans les discussions qui eurent lieu sur la peste, j'insistai pour faire pénétrer dans l'esprit de mes auditeurs les convictions qui m'animaient, convictions résultant de longues et mûres réflexions. Je disais, au sujet de la peste, *que l'état des localités et celui des individus prédisposaient plus ou moins aux maladies épidémiques.* Je disais que l'état d'insalubrité du port de Marseille était l'auxiliaire et l'allié de la peste. Je disais que la peste , comme toutes les maladies épidémiques , attaquait de préférence les individus *débilités*, et que le bas peuple et les pauvres étaient partout , à cause de cela, les prédestinés de la peste et des épidémies.

Je n'ai rien lu, rien entendu, rien appris qui

ait pu changer ces opinions publiquement émises. Les moyens préservatifs du choléra se rattachent donc aux localités et aux individus. Il dépend de l'homme de modifier les conditions qui favorisent l'infection et le développement du choléra.

Progrès et réforme des localités.

Il semblerait, au premier abord, qu'il y a peu de chose à craindre des épidémies dans nos grandes villes. A Paris, on admire les maisons splendidement bâties, le luxe des appartements, la richesse des meubles, les dorures, les glaces, les cristaux, le marbre, les bronzes, les bois les plus recherchés et les plus rares; tout semble exclure l'idée d'insalubrité. Eh bien! malgré cette brillante apparence, Paris est peut-être la moins salubre des capitales. Paris manque d'air, d'eau, de propreté, et il manque surtout de latrines et d'égouts.

Il manque d'air dans ce sens, que presque toutes les habitations sont étroites, les plafonds sont bas; on est emprisonné dans un appartement parisien. Il manque d'eau, car l'eau se vend à un prix exorbitant. *L'eau est six fois plus chère à Paris qu'à Londres*, où déjà tout est si cher.

Paris manque de propreté, car les mesures hygiéniques y sont incomplètes ou impuissantes. Chaque maison, et dans chaque maison chaque étage, sont des foyers de vapeurs plus ou moins fétides. Les résidus des aliments, les eaux de lavage corrompues et surchargées de matières organiques en décomposition ou en fermentation, les émanations des ateliers, les résidus des fabriques, l'accumulation de toutes les ordures jetées dans les rues et tournées et retournées cent fois par les chiffonniers ; la boue déposée en tas sur la voie publique et se délayant par les urines d'une population peu accoutumée à se contraindre ou à se gêner ; cet amas d'ordures ou d'excrétions en fermentation altèrent à un haut point la pureté de l'air de cette capitale qui se dit et se croit à la tête de la civilisation du monde.

Insouciants Parisiens, nation d'artistes, que n'avez-vous de l'air, de l'espace pour respirer ! que n'avez-vous de l'eau en abondance dans vos maisons, au lieu de la voir s'élancer en gerbes et tomber en cascades sans profit pour personne dans vos places publiques ? Un homme pourrait mourir de soif à côté de vos fontaines ! vous avez assez d'eau pour faire de la boue dans vos rues, mais vous n'en avez pas assez pour vos besoins domestiques ; vous avez de l'eau pour arroser vos promenades, vous n'en avez pas pour entraîner les immondices de vos égouts.

Vos égouts, ô Parisiens, vous en avez à peine, car tout s'écoule sur le sol, comme dans les temps barbares. C'est en vain que les Romains vous ont laissé le modèle de leurs cloaques, que Londres vous offre l'exemple de ses égouts ! Aussi, dès qu'une épidémie apparaît, vous payez à la mort, grâce à ces causes délétéres, un tribut plus fort que toute autre capitale. Et vos latrines ! quel homme civilisé met le pied en France, sans que son cœur se soulève, sans que ses habitudes de propreté soient froissées ? Les étrangers rougissent pour la France, et ne peuvent comprendre comment le peuple dont le goût est si délicat, dont la langue est si chaste, dont la politesse est proverbiale, en est encore à un état qui rappelle l'ignorance et la grossièreté des âges passés.

Si l'on quitte Paris, on retrouve dans les villes et les villages ce même oubli d'un des premiers besoins de l'homme, et de celui que son orgueil ou sa dignité devrait le plus couvrir des voiles de la décence. Quelle différence y a-t-il entre l'ours du Jardin des Plantes et le Parisien ou le provincial qui laisse partout les traces de sa grossière animalité ?

Je visitais naguère un riche musée d'une ville du Midi, c'était pendant le mois de septembre. Le musée contenait des copies des plus beaux modèles de sculpture, d'architecture, de peinture, d'objets de goût. J'étais en compagnie d'un vénérable académicien. Pris soudainement d'un cours de ventre, il fut obligé d'aller dans la rue voisine humilier ses lauriers académiques, parce que dans ce temple du beau, dans ce temple du goût et des arts, dans ce musée enfin, on n'avait pas eu la pensée de consacrer quelques mètres de terrain aux besoins privés de l'homme.

Quelle idée peut-on se faire des hommes qui président à ces édifices et à ces collections de beaux-arts? C'est que ce sont des êtres incomplets dont la civilisation régénératrice s'est arrêtée à moitié chemin. — Têtes d'aigles ou de lions, et corps d'argile et de boue.

« L'homme, a dit Bordeu, continuellement occupé à se vider et à se remplir, ne peut se dérober à l'espèce d'humiliation qu'inspire une destination pareille. La philosophie détournant la vue, suit à cet égard les idées communes et cherche à se tromper ou à s'étourdir. Mais dans un temps d'épidémie, c'est bien le moins qu'on se dépouille des préjugés communs. »

Locke, dans son excellent *Traité sur l'éducation*, ne dédaigne pas de tracer des règles au sujet de cette fonction, et l'on devait s'attendre à ce que ce grand-prêtre de la raison appliquée s'élevât au-dessus des petits préjugés pour ne s'occuper que de ce qui était réellement utile.

Imitons ce grand homme, et osons parler de ce qui est éminemment utile.

Si Paris a été la ville d'Europe la plus maltraitée par rapport au choléra, je n'hésite pas à l'attribuer à *l'état repoussant et honteux des latrines* dans presque toutes les maisons. Si l'on jugeait de la civilisation de Paris et de la France par le peu d'attention donné au plus humiliant et à un des plus fréquents besoins de l'homme, il faudrait placer la France au bas de l'échelle des peuples civilisés.

Si l'on réfléchit un instant, on reconnaîtra que, dans une ville où les maisons sont habitées par plusieurs familles, et où cependant il n'y a souvent qu'un seul réceptacle pour les déjections de toutes ces familles, il suffit aux locataires de fréquenter le même lieu pour y prendre la maladie les uns des autres.

Si l'on veut donc protéger Paris, si les familles veulent se protéger contre la propagation des fléaux épidémiques les plus meurtriers, il est à désirer qu'il se fasse une *révolution dans les mœurs* des habitants sur cette importante question. C'est par les collèges, les pensions, par les institutions publiques, par les casernes, les hôpitaux, les prisons, les grands établissements que devrait commencer cette réforme dans les mœurs. Il serait à désirer que dans tous les débarcadères de chemins de fer, les ingénieurs et les architectes se fussent montrés plus progressifs pour une amélioration aussi éminemment utile, et que les administrateurs eux-mêmes, toujours si empressés à prendre de grands et lucratifs appointements, eussent *daigné* s'occuper un peu du public qui les paye grassement.

L'*écoulement des eaux* se fait mal dans presque toutes les grandes villes, surtout quand la déclivité du terrain ne s'y prête pas. Il en résulte que dans les quartiers plats, comme dans les environs des Invalides, les égouts ne se vident pas ou se vident mal, et c'est ce qui explique la plus grande mortalité des habitants de ce quartier pendant le choléra de 1832.

Ce qui s'est remarqué à Paris, s'est également remarqué à Londres. C'est dans la partie méridionale de Londres, celle qui était autrefois couverte de marais, et où les égouts se dégorgent mal dans la Tamise, que l'on a eu le plus d'atteintes de choléra.

Le docteur Southwood-Smith, membre du Conseil établi pour la salubrité des grandes villes, et médecin de l'hôpital des fiévreux à Londres, disait au comité de gouvernement :

« Si vous prenez une carte de Londres, et si
« vous marquez les districts qui sont le siége le
« plus fréquent de la fièvre, comme le démon-

« trent les relevés de l'hôpital, et si vous compa-
« rez cette carte avec une carte des égouts, vous
« trouverez invariablement que la fréquence de
« la fièvre coïncide avec les quartiers où il n'y a
« pas d'égouts, de sorte que l'on peut toujours
« dire, par le nombre des fiévreux d'un quar-
« tier, si les magistrats édiles ont fait leur devoir
« ou non. »

Le danger des émanations contagieuses n'existe
pas seulement dans les maisons, mais dans tous
les lieux publics, et surtout dans les temples; ce
qui se passe dans nos églises demande une répro-
bation sévère. Heureusement, on n'ensevelit plus
en France, ni dans nos villes, ni dans nos églises;
mais il existe encore un préjugé éminemment fatal et contraire à la santé publique.

Un individu meurt, on s'enquiert de la cause
de sa mort, le médecin la constate, mais il aban-
donne le cadavre à la sollicitude de la famille, et
la famille, mue par des sentiments religieux fort
respectables, s'empresse de faire porter la dépouille du parent ou de l'ami dans une église,
lieu public continuellement fréquenté et où l'air
se renouvelle peu. Qu'un individu meure de petite vérole, de scarlatine, de typhus ou de choléra, c'est toujours la même chose; il faut qu'il
ait les honneurs funèbres.

Rien de mieux, sans doute, que ce lien intime

qui survit à la mort; rien de mieux que la continuation de ce respect que l'on accorde aux restes d'un parent ou d'un ami : c'est le dernier anneau qui lie le mort aux vivants; c'est une touchante et sublime correspondance et la continuation des plus beaux sentiments; mais avec les maladies contagieuses, mais en temps d'épidémie et d'épidémie cholérique, en temps de peste, enfin, pareille conduite est éminemment blâmable.

A Paris, on installe le cadavre du décédé sous la porte cochère, puis on le transporte à l'église où il demeure des heures entières pendant que le service religieux s'accomplit. Qui peut dire le nombre d'individus dont ce double préjugé a causé la mort? Qui peut nombrer les enfants atteints de petite vérole avant que le vaccin fût découvert?

Dans les temps d'épidémie, les cérémonies religieuses doivent être faites en plein air. Que l'on se garde de porter dans l'enceinte d'une église un cadavre dont la décomposition donne naissance à des miasmes ou à des germes de mort. L'intérêt clérical peut s'élever contre ces conseils; l'intérêt public les adoptera, parce qu'il saura les comprendre. Dans une église, vaste vaisseau où l'on rencontre rarement un ventilateur, les miasmes séjournent comme sous un large réservoir.

En temps d'épidémie, toute agglomération d'hommes a son danger. Il se dégage constamment des miasmes des corps vivants. Or, il arrive quelquefois que des individus atteints d'une maladie épidémique, à leur insu, portent au milieu de la foule, où ils se trouvent, le mal dont le complet développement les eût isolés s'ils avaient connu leur état. — Les églises, les spectacles, les grandes réunions, la Bourse, sont à éviter en temps d'épidémie. Mais surtout, et je prie bien le lecteur de remarquer ce que j'avance, c'est lorsqu'un individu est *débilité* par une cause quelconque, et qu'il est exposé à l'invasion de l'épidémie dont il peut être victime, qu'il doit éviter de fréquenter les rassemblements ou réunions d'hommes.—J'ai esquissé à grands traits les dangers des localités ; j'ai indiqué ce que l'on doit éviter en disant ce qui est nuisible ; suivons maintenant le même ordre d'idées, et étudions ce que l'individu doit faire pour se préserver.

Moyens préservatifs qui regardent les individus eux-mêmes.

J'ai déjà dit que *pour se protéger sûrement contre le choléra, il faudrait pouvoir se passer d'air.* Or, nul ne peut vivre sans air, et l'air est l'intermédiaire et le réservoir du fluide ou du *germe* cholérique ; tout semble donc indiquer que lorsqu'une épidémie règne dans une ville ou une

localité, on ne peut éviter de lutter avec cette épidémie : la raison, le bon sens et l'expérience conseillent donc de se préparer et de se fortifier pour
la lutte.

Alimentation.

Il y a des gens qui disent : Les proverbes sont
la sagesse des nations. Je n'admets pas la vérité de
cette proposition. Le proverbe qui dit : *Ce qui
entre dans le corps ne salit pas l'âme*, est un jeu de
mots, et rien de plus. Pour moi, je pense que s'il
entre dans le corps une nourriture malsaine, cette
nourriture salit le corps et l'âme tout à la fois.
Sénèque disait qu'un ventre bien élevé était le
principe de la liberté de l'homme. Juvénal disait
aussi : *mens sana in corpore sano*. Tous les philosophes ont remarqué l'influence réciproque du
corps sur l'âme et de l'âme sur le corps ; et Mon-
taigne a exprimé leur alliance d'une manière
aussi originale que vraie : *L'âme et le corps*, dit-
il, *sont unis par si étroite couture qu'on ne peut
blesser l'un sans l'autre*. Laissons donc aux esprits
superficiels les proverbes que la raison et l'expérience ne sauraient admettre.

Une bonne nourriture, dit Plutarque, est le
commencement, le milieu et la fin de l'homme.
Sans avoir recours aux opinions d'autrui et en fai-

sant usage de notre raison, nous dirons : les aliments
sont les matériaux qui servent à l'accroissement,
à l'entretien et à la réparation du corps de
l'homme ; l'homme ne peut vivre sans ces éléments d'assimilation ; les agents physiques dé-
composent bientôt son organisation matérielle ,
s'il cesse de fournir à son entretien et à sa réparation. Pour vivre, il faut respirer ; pour vivre,
il faut manger ; cela est simple comme la prose de
M. Jourdain. Pour que l'air que l'on respire soit
pur, il faut qu'il ne soit pas contaminé par les
émanations des localités ou des corps vivants.
A l'état de santé, les émanations ou miasmes du
corps de l'homme sont sans danger ; à l'état
morbide, les émanations peuvent produire une
maladie semblable à celle dont elles émanent ;
aussi, en se rapprochant du milieu où se trouve
un malade atteint de maladie épidémique, c'est
s'exposer à cette maladie. Lors donc que l'on est
obligé de vivre dans une atmosphère où il y a
des malades, ce qui reste à faire pour combattre
les fluides ou les germes qui peuvent se trouver
dans l'air en général, pendant une épidémie,
*c'est de se nourrir de manière à maintenir, à
réparer et même à augmenter ses forces.*

J'ai cité quelquefois les opinions des philosophes,
parce que l'observation des esprits supérieurs a
et doit avoir une incontestable autorité. Mais la

plus belle, la plus grande autorité, quand il s'agit de santé ou de maladie, est, sans contredit, l'autorité du divin Hippocrate : *Ex alimento robur, ex alimento morbus.* La force vient des aliments, dit ce grand homme ; les maladies en viennent aussi. — Ce qu'Hippocrate a dit, d'autres grands médecins l'ont dit après lui de mille manières diverses. Un philosophe ancien disait que la faculté de l'aliment passait au cerveau, et Lancisi a répété depuis cette vérité : *Quale est alimentum, talis est chylus; qualis chylus, talis sanguis; qualis tandem sanguis, tales sunt spiritus.*

Dans les molécules que l'homme s'assimile, il prend surtout celles qui sont identiques à sa nature. Tout être vivant s'organise sans cesse ; la vie n'est que la vivification et l'organisation constante de la matière ; plus cette matière diffère de l'animal, plus longtemps elle est soumise à l'élaboration de l'organisme. Je me souviens avoir lu de magnifiques peintures des transformations que subissent les aliments ; mais je me souviens aussi avoir remarqué que, dans l'alimentation, l'animal ne prenait en réalité que les éléments qui pouvaient s'assimiler à son organisation. Les animaux herbivores sont en quelque sorte des appareils chimiques qui préparent à l'homme une alimentation plus riche. Si vous lisez les beaux travaux de Liébig, de Dumas, de Boussingault, de

Payen et d'autres savants, vous reconnaissez que l'homme assimile les éléments identiques à sa nature que les aliments contiennent. C'est là la base de mes études et *de mes vues dans le traitement curatif de la phthisie* [1]. Je cherche à réparer chez le malade phthisique les pertes de son organisation en substituant des éléments fortifiants et sains à des tissus en voie de dégénération.

L'alimentation n'étant que l'art de rendre au sang les matériaux dont le sang est composé lui-même, et de donner à l'économie une force qui lui permette de résister à l'influence inaccoutumée et rapide des épidémies, influence dont le résultat est toujours d'affaiblir, le bon sens et la raison conseilleraient alors l'usage de la nourriture la plus saine, la plus appropriée au rétablissement et à la continuation des forces de l'homme.

Or, l'estomac de l'homme s'exerce avec avantage sur les êtres organisés, mais plus particulièrement sur ceux qui se rapprochent de sa nature. L'usage de la viande, *et de la meilleure viande, de la viande à sang riche,* est donc, à mon avis, le plus sûr préservatif contre les atteintes du choléra.

Quelques économistes ont déjà tenté de faire

---

[1] *Curabilité de la phthisie appuyée sur des preuves authentiques.* — Baillière, rue de l'École-de-Médecine.

pénétrer en France l'usage de la viande, même pour les classes laborieuses ; il est à désirer que leurs conseils soient suivis, et qu'ils pénètrent dans les masses. Il y a économie, indépendamment des plus grands avantages pour la santé, à se nourrir de viande. Les Anglais ont compris cette vérité depuis longtemps, et deux armées étant en présence, une armée anglaise et une armée française, si celle-ci avait le dessous, ce serait le résultat de son hygiène et non le tort de son courage. Dans la grande bataille que le choléra livre maintenant à tous les peuples, il n'attaque surtout que ceux qui sont *débilités*.

Lorsque je recommande une alimentation animale, comme préservatif du choléra, je prie mes lecteurs de ne pas croire que je leur recommande seulement des friandises, des bec-figues ou des ortolans. Je leur recommande, non de la viande étique, mais *la meilleure viande de boucherie*, le bœuf et le mouton ; et qu'ils soient bien convaincus que les aliments fortifiants qu'ils puiseront dans une nourriture saine leur coûteront moins que les drogues qu'ils seraient obligés de prendre s'ils étaient une fois atteints de choléra.

Pour la boisson, la nature a donné l'eau à l'homme ; mais l'homme des grandes villes n'est pas dans les conditions de la nature. C'est de l'eau de rivière qu'il boit habituellement, et cette eau,

plus ou moins impure, peut servir pour les besoins domestiques, être épurée par la cuisson ou
par la filtration ; mais en temps d'épidémie je ne
pense pas qu'elle soit très-fortifiante. Je conseille
donc un peu de bon vin, de deux ou trois ans
d'âge au moins. — La bière, lorsqu'elle n'est pas
frelatée, est une excellente boisson, l'ale d'Écosse
est un vrai tonique. Le mauvais vin, comme la
mauvaise bière et la mauvaise eau, sont des poisons.

On me demandera peut-être si je proscris la
nourriture végétale : non sans doute, mais elle
est moins fortifiante que la nourriture animale,
et c'est la raison pour laquelle je recommande
surtout cette dernière. — La religion éclairée ne
combat point ce que j'avance, et l'Eglise s'empresse, en cas d'épidémie, de modifier ce que ses
commandements pourraient avoir de préjudicia-
ble à la santé des fidèles.

Le célèbre docteur Deidier, envoyé à Marseille
pour y étudier la peste, rapporte le fait suivant :

« Dans l'abbaye de Saint-Victor de Marseille,
« le pieux abbé, par un effet de sa charité,
« recevait dans son vaste enclos grand nombre
« de personnes de tout âge et de tout sexe, qui
« de tous les quartiers venaient y chercher un
« asile. Il y eut bientôt une si grande foule de
« morts et de mourants, que l'air eût dû être

« horriblement infecté ; cependant, *parce qu'on*
« *s'y nourrissait de bons aliments, et, que par là,*
« *on fermait la porte à l'épidémie, pas un n'y fut*
« *atteint de peste*, quoique plusieurs y fussent
« éprouvés par diverses autres maladies. Plu-
« sieurs monastères de filles eurent le même sort,
« quoique dans la même situation et au milieu
« des mêmes périls.

« L'hôpital de la Charité, qui regorgeait de
« monde, jouit d'une parfaite santé *tant que la*
« *bonne nourriture dura.* »

Je m'arrête à dessein, ne voulant pas composer
un ouvrage entier sur ce sujet. L'épidémie approche, je n'ai que le temps de rédiger ce Mé-
moire à la hâte ; il me paraît utile de le donner
au public avant que l'épidémie règne. Ce n'est
pas quand l'épidémie est au milieu de nous qu'il
faut seulement songer à se fortifier, il faut s'y préparer d'avance.

Les *vêtements* que nous devons porter ne sont
pas indifférents. Tout ce qui débilite doit être
évité. Or, pendant l'hiver, si on n'est pas chau-
dement vêtu, on s'expose au choléra. Il faut que
l'on ait soin d'entretenir dans le corps le mouvement continuel de réparation et de déperdition
normales ; rien ne doit arrêter le cours de tous
les liquides qui passent à travers nos tissus, soit
pour y déposer la molécule fibreuse qui s'attache

à nos organes, soit pour expulser du corps ce qui ne peut en faire partie.

L'usage de la flanelle sur la peau doit être recommandé; car, indépendamment de la douce chaleur qu'elle entretient, le frottement ranime en quelque sorte la vitalité de la peau, et quand il y a transpiration, elle l'absorbe de manière à ce qu'elle ne reste pas sur le corps. Shakspeare disait qu'il y avait une vertu magique dans la flanelle; le fait est que la laine est un des corps qui conservent le plus longtemps le calorique, et sous ce point de vue elle est éminemment bienfaisante. C'est avec raison qu'on a fait adopter des ceintures de flanelle à nos soldats d'Afrique, ce sera avec raison qu'en temps d'épidémie cholérique le peuple portera des ceintures de flanelle au sein même de Paris.

Propreté du corps. Les anciens et les législateurs religieux ne cessaient de recommander les ablutions, et je les recommanderais aussi si j'habitais le climat de la Grèce, de l'Afrique et de l'Asie.

En temps d'épidémie dans le nord de la France, les bains chauds peuvent avoir leur danger, si ceux qui les prennent en sont *débilités*. Ici chaque individu doit être son médecin. L'épiderme, cette espèce de vernis qui recouvre la peau, est affaibli par un bain chaud prolongé, il cesse alors de protéger la peau, et comme *l'absorption est toujours plus forte quand le corps est dans un état de débilité*, ce qu'il faut éviter, c'est toujours et partout la débilité. Ce que je dis ici ne peut s'appliquer à des bains de propreté, la propreté étant au contraire un des préservatifs des épidémies.

Occupation. — Travail.

Le travail est aussi un préservatif dans les épidémies. L'homme occupé normalement est dans un état de force qui repousse les influences débilitantes. C'est un soldat armé qui se défend avec ses armes; l'homme inoccupé, au contraire, a moins de force pour la lutte, et son esprit est souvent rempli de terreur.

De tous les préservatifs, le plus beau, le plus admirable, est sans contredit celui de l'enthousiasme, de la foi ou de la philanthropie. Qui n'a lu les traits admirables des Belzunce, des Moustiers et des Rose? Au milieu de la plus grande virulence de la peste de Marseille, quand cette ville infortunée ressemblait à un immense charnier, Moustiers, accompagnant le corps d'un pestiféré qu'il faisait porter à l'hôpital, reçoit sur la joue un cataplasme recouvert de *pus* d'un pestiféré. Sans s'émouvoir, ce noble champion de l'humanité essuie sa joue, et le virus de la peste respecte cet homme que protégeait son noble amour de l'humanité.

Voilà des faits qui corroborent les propositions que je soutenais au congrès de Marseille, et que j'avais déjà émises dans mes ouvrages. J'ai dit et je répète que, pour être atteint d'une épidémie, du choléra ou de la peste, il faut y être prédisposé, et l'on est prédisposé lorsqu'on est débilité par les causes physiques ou morales.

L'insouciance a quelquefois sauvé le pauvre. Il y a des individus que les fléaux semblent vouloir respecter en dépit d'eux-mêmes ; la mort ne veut pas d'eux. Ces cas cependant sont exceptionnels, et ce n'est pas sur des exceptions qu'il faut régler sa conduite, mais sur les faits généraux. Or, en règle générale, tous les agents physiques ou moraux qui débilitent la vitalité ou l'énergie de l'homme, sont des auxiliaires du choléra ; l'homme qui se laisse abattre est à demi vaincu, et le soldat qui tremble est bientôt mort.

Dans son excellent ouvrage sur la peste, le docteur Gosse, de Genève, a constaté un fait que d'autres observateurs ont pu remarquer, c'est que les classes éclairées ou aisées sont plus suscepti-bles que les autres de cette peur qu'engendre l'é-goïsme. Le choléra est encore loin de nous, et déjà je connais des gens qui tremblent, et des consciences qui s'effrayent. Bien que le riche puisse se prémunir plus aisément que le pauvre, il y a toujours pour lui-même quelque défaut dans sa cuirasse.

Le riche est débilité par ses espérances déçues, par le froissement de son amour-propre, par la perte qu'il peut faire, ou qu'il fait, d'une partie de sa fortune, de son pouvoir ou de sa faveur. Il suffisait du pli d'une feuille de rose pour porter atteinte au bonheur du Sybarite. Or les riches, ces rois de la civilisation, sont tous des sybarites, tous peu patients, peu accoutumés aux durs contacts de la vie ; et leur système nerveux, qu'un rien agace, est plus facilement ébranlé que celui de l'homme du peuple. Les riches sont très-accessibles à la peur, ils craignent d'autant plus la mort qu'ils ont plus à perdre, et que la mort les nivelle, sans pitié, avec le rustre le plus abject. Pour le peuple, pour le malheureux qui succombe sous le poids de ses charges, le choléra peut paraître un bienfait ; pour le riche, c'est un terrible spoliateur.

> Linquenda tellus, et domus, et placens
> Uxor : neque harum, quas colis, arborum
> Te, præter invisas cupressos,
> Ulla brevem dominum sequetur.
>
> HORAT.

Comment d'ailleurs le riche pourrait-il se soustraire complétement au fléau? Le riche, tout riche qu'il est, a besoin de tout le monde, il ne se sert pas et ne sait pas se servir; il a toujours besoin d'auxiliaires pour les choses les plus ordinaires de la vie. Peut-il manger sans cuisiniers, peut-il se passer de domestiques, de valets, de femme de chambre, se passe-t-il de visiteurs ? Or, tous les hommes peuvent, en temps d'épidémie, devenir des *foyers* de choléra. Il faudrait qu'un riche s'isolât complétement pour espérer de se protéger; et encore si sa constitution était *débilitée* par les plaisirs, la mollesse, les maladies avant l'apparition du fléau, le riche prédisposé pourrait-il se dispenser de respirer? ne serait-il pas vulnérable par ses poumons? Le riche comme le pauvre est soumis aux lois de la prudence et de la raison. Sans doute le riche peut avoir une habitation saine, une nourriture succulente et choisie, du vin vieux, des vêtements chauds; il a tous les comforts de la vie; mais ces conforts, il les aime, il en est l'esclave amolli. Ces conforts ont fait pour lui ce que firent les délices de Capoue pour les soldats d'Annibal.

Et puis, toutes les richesses sont-elles justement acquises? Or, il y a des moments où la conscience de l'homme se réveille; il y a des moments où l'homme riche le plus opulent, le plus heureux en apparence, porte en son cœur un ver qui le ronge.

Si le public aveugle l'admire, à cause de son habileté, le riche sait bien que son habileté n'est que mensonge ; il sait bien, lui, qu'il a malfait, et s'il a échappé à la censure et aux châtiments des lois, il ne saurait échapper à la censure de sa conscience, il ne saurait se fuir. *Oui ! dans les épidémies la conscience des riches se réveille comme celle des rois se réveillait autrefois et se manifestait par des donations aux couvents et aux abbayes.* Les riches *ont peur* du choléra qu'ils ne peuvent *ni acheter ni corrompre* ; ils craignent que le choléra ne devienne pour eux le châtiment de Dieu, qu'ils ne peuvent tromper comme ils trompent les hommes.

Ce n'est que le juste qui peut vivre sans s'émouvoir au milieu même des ruines du monde, comme le dépeint le favori d'Auguste :

> Si fractus illabatur orbis,
> Impavidum ferient ruinæ.

A côté de l'homme juste on peut placer le pauvre artisan qui n'a rien à se reprocher ; il est venu au monde sans savoir pourquoi ; il y a vécu comme il a pu, sans faire tort à personne ; il a suivi un étroit sentier dans la vie et passé comme un insecte passe sous l'herbe. Il est riche de sa conscience, et cette richesse en vaut bien une autre. Qu'a-t-il à craindre de l'épidémie ? Si elle l'enlève, elle le débarrasse de ses besoins; s'il va devant Dieu, il se croit si petit, si petit, que Dieu aura pitié de lui! Aussi voyez comme il s'inquiète peu de ce qui cause l'effroi général! Oui, le meilleur préservatif, le grand préservatif dans les épidémies, c'est une vie simple, régulière, sobre; c'est la propreté, c'est une alimentation saine; c'est, par-dessus tout, le *contentement d'esprit*, la *paix de l'âme*, le *sentiment religieux*.

L'épidémie n'atteint que ceux qui sont prédisposés, et *la peur* est malheureusement le plus grand auxiliaire de la peste et du choléra. Chose étrange! l'insouciance du pauvre présente quelquefois le même résultat que le plus noble enthousiasme. A côté de Belzunce, de Moustiers et du chevalier Rose à Marseille, placez le fait suivant.

Il y avait à Londres, en 1665, un pauvre aveugle; il avait l'habitude d'aller tous les soirs de porte en porte en jouant du flageolet; les habitants du quartier qu'il fréquentait lui donnaient à boire et à manger, d'autres fois ils lui donnaient quelques pièces de monnaie; notre aveugle, pour remerciements, jouait de son modeste instrument, chantait, disait des naïvetés qui divertissaient fort son auditoire, et *gagnait* ainsi les moyens de vivre. Pendant la peste, le malheureux errait dans les rues sans trouver d'auditeurs, et il mourait presque de faim. Quand on lui demandait comment il

se portait, il répondait que le char des morts n'é-
tait pas encore venu le chercher, que c'était remis
à la semaine prochaine. Un soir on régala complétement notre aveugle, et il s'endormit heureux en
plein air, près d'une maison dans laquelle un pestiféré venait d'expirer. Selon les ordres du lord-
maire, on mettait le cadavre des pestiférés à la
porte dès qu'on entendait une sonnette annonçant
l'approche du tombereau des morts. Quand les
fossoyeurs arrivèrent près de la maison, ils virent
deux hommes couchés sur le pavé : les croyant
morts, ils les enlevèrent à l'aide de fourches, et
les jetèrent dans le tombereau. Le pauvre ménétrier dormait du sommeil du juste, il ne se réveilla
pas, et le tombereau continua sa route, se remplis-
sant de cadavres jetés pêle-mêle auprès de l'a-
veugle qu'ils touchaient de toute part. Lorsque le
tombereau s'arrêta près de la fosse où l'on entas-
sait les pestiférés, en vidant le tombereau, l'a-
veugle se réveilla, et se faisant jour à travers les cadavres, il souleva la tête et s'écria d'une voix forte :
« Holà, où suis-je ? » au premier abord, les fossoyeurs eurent peur, mais bientôt ils reconnurent
la voix de l'aveugle. « Je suis le joueur de flageolet,
criait-il, je suis l'aveugle, où suis-je donc ? — Vous
êtes, répondirent les fossoyeurs, dans la fosse des
morts, nous vous enterrons. — Mais je ne suis pas
mort, cria l'aveugle, ne m'enterrez pas ! — Si, vous

êtes mort, dirent les fossoyeurs, nous vous avons trouvé mort dans la rue, et jeté dans le char des morts.—Mais n'entendez-vous pas que je ne suis pas mort ! redoubla l'aveugle ; de grâce ne m'enterrez pas ! » Les fossoyeurs sourirent de la peur et de l'aventure ; ils aidèrent l'aveugle à sortir de la fosse, et le ménétrier, qui avait été en contact pendant plusieurs heures avec des pestiférés, n'éprouva pas la moindre atteinte du fléau. Pendant plusieurs années, il continua sa vie de ménétrier dans les rues de Londres, trouvant, à cause de sa singulière histoire, plus de sympathie qu'il n'en avait jamais éprouvé auparavant.

Quel charme préservait donc ce pauvre aveugle ? pourquoi la mort ne voulait-elle pas de lui ? *L'aveugle n'avait pas peur* ; ce soir, mieux repu que d'habitude, il était préservé par le bon repas qu'il avait fait et qui lui avait donné la force de résister aux influences du fléau.

Les observations que j'écris ont fait quelquefois le sujet de mes conversations avec mes amis, et l'on m'a aussitôt objecté la mort de l'illustre Cuvier. Personne n'admire plus que moi le célèbre naturaliste ; mais, tout en l'admirant, je suis obligé de reconnaître que ce grand homme se livrait à des excès ; non à des excès de table, de vin, de femmes, mais à des excès d'études. Cette faute est commune aux plus grands talents.

Le peintre lave ses pinceaux, le charpentier dépose sa scie, un musicien détend son luth ; les savants et les littérateurs seuls ne donnent jamais de trêve à leur cerveau, et ils s'épuisent par un travail sans relâche. Voilà ce qui explique la mort du célèbre Cuvier.

Si les passions les plus nobles ont leur danger quand elles ne sont pas contenues dans des limites raisonnables, que faut-il attendre des passions ordinaires, de celles qui ont un entraînement presque irrésistible ?

L'amour, ce cordial céleste, dont le Ciel a versé quelques gouttes dans la coupe amère de la vie, a plus fait de victimes que le glaive des conquérants. Il n'y a pas de passions qui cause plus d'excès que l'amour, et il n'y a pas d'excès qui débilite davantage et l'esprit et le corps.

Le rapprochement des sexes doit donc être soumis à de sages réserves. L'homme, à l'état d'électricité positive et de force avant le rapprochement, est dans un état opposé lorsqu'il a pris part au grand acte de la procréation.

Il est digne de remarque, qu'au milieu des pestes et des plus grandes épidémies, les prêtres et tous ceux qui, par profession ou par choix, ont fait vœu de chasteté, sont moins exposés aux influences épidémiques. « *Vitale virus maxime confert ad robur corporis et animæ,* » disait Haller.

On remarque le contraire chez les malheureuses prostituées.

Le grand-rabbin, Barrukh-our-Back, homme éminemment instruit et possédant le développement des connaissances hygiéniques dont la *Bible* abonde, recommandait à ses coreligionnaires de s'abstenir des jouissances matrimoniales, et les statistiques ont prouvé que parmi ceux qui suivirent ce sage conseil, le choléra fit peu de victimes.

Si l'abstinence des jouissances licites est un préservatif, que doit-on penser de ceux qui se livreraient à des excès de ce genre dans un temps d'épidémie cholérique?

Les préservatifs que je préconise ne sont en vérité que les conseils de la sagesse. Tout philosophe parlerait de même. Dans ces moyens, rien n'est outré ni excessif. Ce n'est pas moi, certes, qui conseillerais à qui que ce soit de s'enfermer en égoïste dans une maison comme l'épicier de Londres pendant la dernière peste. Son histoire seule détruirait toute tentative d'imitation, et je ne la cite que pour prouver que l'*excès en tout*, même en fait de précaution, devient un mal.

Cet épicier était un stoïcien; tout indique qu'il avait une âme forte, par la constance qu'il mit à exécuter ses plans; mais l'épidémie cessa à temps pour lui, elle avait, pendant sa longue durée, presque détruit son énergie morale. — Cette histoire, pleine d'incidents et d'instruction, prouve autant le danger que les avantages d'un isolement absolu.

Avantages et dangers de l'isolement absolu en temps d'épidémie.

L'homme trouve dans la famille sociale une foule de ressources et de bienfaits qu'il n'apprécie que lorsqu'il en est privé ; il faut pour ainsi dire sortir de la vie ordinaire, pour reconnaître ce que cette vie ordinaire présente d'avantages. — Ne pas prendre de précautions contre un danger est une imprudence, en prendre trop est une autre espèce d'imprudence ; car l'on n'évite quelquefois un écueil que pour se jeter sur un autre. *In medio stat virtus,* dit le sage. L'expérience de tous les jours démontre que la raison, cette divine lumière que Dieu a donnée à l'homme pour le conduire dans le labyrinthe de la vie, la raison exercée est le premier, le plus grand préservatif au milieu de tous les dangers.

**Histoire d'un épicier de Wood Street Cheapside, qui se
préserva et préserva sa famille de l'infection de la peste, à
Londres, par l'isolement.**

La famille se composait du père, de la mère, de
cinq enfants et de deux servantes ; il y avait aussi
un portier, ou plutôt un commissionnaire, mais
il n'habitait pas la maison. Ce dernier étant pauvre, et, dans un temps de calamité publique, ne
pouvant trouver d'ouvrage, le patron, épicier en
gros, fit construire une petite hutte à la porte de
sa maison et y installa le commissionnaire comme
sentinelle, depuis neuf heures du matin jusqu'à
six heures du soir. Quelquefois la sentinelle quittait
son poste pour les commissions de la maison. L'épicier étant bien déterminé à s'enfermer, fit d'avance
tous ses préparatifs, comme Noé avant d'entrer dans
l'arche. Il fit construire un petit judas à sa porte,
pour donner ou recevoir ce dont il aurait besoin,
mais surtout pour communiquer ; il fit mettre une
poulie à la fenêtre du second étage, afin de pouvoir s'en servir, dans le cas où il ne se servirait
pas de l'ouverture faite à la porte ordinaire.

Il fit préparer trois mille livres de biscuit,
comme s'il allait sur un vaisseau faire un voyage
de long cours ; il fit tuer trois bœufs sains et gras
et les fit saler, il fit saler aussi la viande de plusieurs porcs. Il fit sa provision de beurre, de fro-

mage, de farine et d'excellente bière, boisson que les individus d'alors conseillaient; il eut soin aussi de ne pas oublier une provision d'eau-de-vie et de bons cordiaux que l'on recommandait contre la peste.

Lorsque toutes ses provisions furent faites, et toutes ses mesures prises, il fit un règlement pour sa maison. Il ordonna :

1° Que la porte de la maison ne serait ouverte sous aucun prétexte ni considération, excepté en cas d'incendie.

2° Aucun membre de la famille ne devait regarder par la fenêtre.

Afin de rendre ses ordres plus efficaces, il fit clouer toutes les portes et les fenêtres, excepté celle à laquelle il avait fait établir une poulie, et cette fenêtre se fermait encore par une plaque à bascule recouverte en tôle. Le 14 juillet, lorsqu'on annonça que le fléau étendait ses ravages et qu'il avait pénétré dans la paroisse dans laquelle Wood street était située, l'épicier prévoyant fit rentrer sa famille dans sa forteresse approvisionnée, ferma ses portes, mit les clefs dans sa poche, poussa les verrous et se barricada; les volets intérieurs de toutes les fenêtres furent cloués, excepté ceux de la porte devant laquelle devait se tenir son portier-commissionnaire, et avec qui l'épicier devait communiquer par la voix, à travers le judas vitré.

Une fois enfermée, notre famille fut comme morte au monde, elle ne savait rien de ce qui se passait au dehors ; le gouverneur seul de cette forteresse, l'épicier, venait de temps en temps demander des nouvelles à sa sentinelle avancée : celle-ci lui transmettait les bills de mortalité. La conversation n'était pas longue.

Le silence produit par la cessation des affaires n'était troublé que par le bruit des cloches des églises. Un jour, ces cloches cessèrent de sonner, le gouverneur en demanda la raison à sa sentinelle ; celui-ci lui dit que le nombre des pestiférés et des décès était si grand, qu'on avait jugé convenable de ne plus sonner pour personne. L'épicier-gouverneur avait pris toutes les précautions que la prudence humaine lui avait suggérées ; mais l'idée lui vint tout à coup que si les maisons voisines étaient infectées, l'infection pourrait bien gagner la sienne. Il s'informa de sa sentinelle de ce qui se passait dans les maisons voisines. Abraham, c'était le nom du portier-sentinelle, lui répondit que son voisin de droite avait quitté sa maison et qu'il était à la campagne, mais que les maisons de gauche étaient toutes infectées ; que dans une d'elles, la famille entière était morte de la peste. Cette nouvelle fut très-

désagréable à l'épicier. On sait qu'Abraham ne faisait sentinelle que pendant le jour. Une nuit, l'é-
picier fut réveillé par le son d'une sonnette : il
écouta ; cette sonnette passa devant sa porte ; elle
paraissait suivie d'un char. Lorsque le jour fut
venu, le gouverneur s'informa de ce que pouvait
indiquer cette sonnette la nuit ; Abraham lui dit
que le lord-maire et les aldermen ayant reconnu
qu'il était impossible d'ensevelir tous les morts
selon les formes et de trouver des cercueils,
avaient décidé que des tombereaux passeraient la
nuit dans les rues, que la sonnette des fossoyeurs
annoncerait leur passage, et qu'on enlèverait ainsi
les morts pour les jeter dans une fosse commune.
L'épicier et sa famille étaient reclus depuis un
mois. Pendant ce temps, le gouverneur avait main-
tenu la confiance et le courage de tous. Il recevait des lettres, ces lettres étaient d'abord soumi-
ses à des fumigations sulfureuses par Abraham,
en dehors de la maison, puis elles étaient mises
dans un petit panier et introduites dans la chambre du gouverneur à l'aide de la poulie. Dès que
notre épicier ouvrait la fenêtre de cette chambre,
au moment même il enflammait quelques grains
de poudre afin de chasser l'air extérieur, ou du
moins pour combattre l'infection. Il prenait ces
lettres avec des gants de crin, il les soumettait
encore à de nouvelles fumigations et les lisait avec

un verre grossissant, les tenant à distance avec soin, puis il les brûlait. Mais ces lettres lui apportaient de si tristes nouvelles, que son humeur était assombrie, et malgré lui sa fermeté chancelait. Un jour, il prit la résolution de ne plus recevoir de lettres, et il en intima l'ordre à sa sentinelle avancée.

Jusqu'alors la famille avait vécu ensemble. Le gouverneur pensa que ce n'était pas prudent. Il ordonna à toute la famille de vivre au premier étage et de coucher séparément. En cas de maladie de l'un des membres, le second étage devait servir d'infirmerie ; mais comme il était dangereux de soigner un pestiféré, il décida qu'en cas d'infection il prendrait une garde-malade du dehors, et l'introduirait dans sa maison à l'aide de la poulie.

Le fléau sévissait de plus en plus. Un silence accablant régnait pendant le jour. La nuit ce silence était troublé par le bruit lourd des tombereaux, par le son de la sonnette des fossoyeurs, et par leur voix qui disait : *Apportez vos morts.*

L'épicier et sa famille n'avaient de communication avec le dehors que par Abraham. Un jour, c'était au mois de septembre, le gouverneur descendit à l'heure accoutumée, et se plaçant près de la porte devant laquelle était construite la hutte de sa sentinelle, il l'appela :

personne ne répondit. L'épicier revint plusieurs fois à cette porte et appela plusieurs fois en vain, Abraham ne répondit pas. Le manque de communication affecta notre stoïque gouverneur. Il ne put s'empêcher d'en parler à sa famille, et les imaginations allant plus loin que la réalité, on en vint à croire que Londres entier serait bientôt dépeuplé, et qu'ils resteraient seuls au milieu des ruines. Cette idée d'être seuls les effrayait tous. Le jour suivant, le gouverneur appela encore vainement son commissionnaire. Le troisième jour, le gouverneur frappa intérieurement le bois de la porte, et appela Abraham, appela les passants. Une voix de femme, qu'il ne connaissait pas, lui répondit qu'Abraham était mort de la peste, que le tombereau l'avait porté à la fosse commune. Notre gourverneur fut saisi de frisson et glacé d'effroi ; toutefois, rappelant son courage, il pria la voix étrangère de l'assister. « Qui êtes-vous, dit-il, pouvez-vous m'assister ? — Je suis, répondit la femme, la veuve d'Abraham, et je suis venue pour vous proposer un brave homme afin de remplacer mon mari. — Mais comment puis-je accepter ce remplaçant ? dit l'épicier, je ne sais pas s'il n'est pas malade. — Il a eu la peste, dit la femme, il est guéri ; il n'a plus rien à craindre maintenant. » Pendant tout ce colloque, notre épicier s'entourait de fumigations à tel point, qu'il pouvait à peine respirer. Il ne crut pas cependant ce que lui disait la femme d'Abraham, il fallut qu'elle vînt avec deux témoins et un constable pour certifier que le remplaçant était guéri de la peste. L'épicier l'accepta, jeta quelques pièces de monnaie de sa fenêtre du second étage, et il eut ce jour-là moins d'abattement et d'oppression, de savoir qu'il avait de nouveau une sentinelle à sa porte; mais cinq à six jours s'étaient à peine écoulés, que notre épicier, interpellant sa sentinelle à l'heure accoutumée, ne reçut pas de réponse. Que signifiait ce silence? Deux témoins et le constable lui avaient pourtant assuré que Thomas Molins avait eu la peste et qu'il avait été guéri.

Notre épicier se mit en observation en dedans de sa porte, et il appela tous les passants dont il entendait le bruit; mais on ne lui répondait pas; les passants supposaient que c'était le cri de détresse de quelque pestiféré et ils s'éloignaient avec empressement. Cette journée fut cruelle pour notre gouverneur. L'incertitude lui faisait souffrir mille morts. Enfin, le jour suivant, il fut assez heureux pour attirer un des gardes de la ville. Celui-ci lui apprit que sa seconde sentinelle était morte; qu'il n'était pas exact de dire qu'un individu atteint une fois ne l'était plus désormais. Le gouverneur commença à se reprocher la mort de ces deux hommes qui avaient péri à son service,

et pendant quinze jours il n'eut aucune communication avec l'extérieur ; mais il n'y tenait plus :
entendant les pas de quelque garde de la maison
voisine, l'épicier l'appela, et il apprit que presque
tous ses voisins avaient été portés à la maison de
la peste et de là dans les fosses communes.

Notre épicier avait pris toutes les précautions
imaginables contre la peste, mais il était vulnérable par d'autres maladies. En effet, sa famille
et lui ne mangeant que des viandes salées, et vivant enfermés, commencèrent à être affectés de
scorbut. Comment faire ? L'épicier s'était prémuni
contre la peste, mais non contre le scorbut. Qui
appeler ? Quel médecin voudrait monter par la
poulie ?

Le gouverneur perdit sa tranquillité d'âme et
son courage, il ne tenait plus à cette absence de
communications, et pour apprendre quelque chose
du dernier garde qui lui avait parlé, il descendit
résolument et ouvrit le petit judas qu'il avait pra-
tiqué à sa porte au commencement de l'épidémie.
Il appela et il regarda en vain, le troisième garde
avait disparu.

Malgré toute son énergie, l'épicier sentait son
cœur se resserrer, il voyait ses enfants malades.
Heureusement il avait des citrons ; il en fit une boisson, le mal s'arrêta. L'épicier, devenu triste, des-
cendait en silence, regardait à travers la vitre de

son judas : il éprouvait un soulagement lorsqu'il voyait passer quelqu'un, bien qu'on ne lui parlât pas. Enfin, il aperçut un jour le troisième garde avec qui il avait communiqué après la mort de sa seconde sentinelle ; il l'appela. Celui-ci lui apprit qu'il avait été pris de la peste, qu'il avait été traité et qu'il était guéri. Il lui dit aussi que le fléau se ralentissait, que la mortalité diminuait. Notre épicier fut si content de cette nouvelle, qu'il envoya à ce garde, à l'aide de sa poulie, une excellente bouteille de cordial, et il conversa avec lui de sa fenêtre plus longtemps que d'habitude.

Au moment où la famille se réjouissait de ces nouvelles et de l'espoir de voir cesser le fléau, elle fut tout à coup plongée dans la consternation, en reconnaissant chez le père plusieurs des symptômes de la peste. Il voulait se faire porter aussitôt à l'hôpital de la peste plutôt que d'exposer sa famille. Sa femme et ses enfants s'y opposèrent, lui prodiguèrent les soins les plus tendres, et relevèrent enfin son courage qui était à bout. On lui fit prendre les boissons recommandées alors ; il eut de fortes transpirations ; quelques jours après il se rétablit. L'épicier avait pris froid ou avait été atteint de l'infection en restant trop longtemps à sa fenêtre le jour que le garde lui avait annoncé le déclin du fléau. Un seul jour, une seule heure, un seul instant peut-être d'imprudence avait compromis son isolement de plus de quatre mois.

Enfin, au mois de décembre, le fléau disparaissant, il commença à ouvrir sa porte; il ne s'aventura cependant hors de chez lui qu'avec prudence. La peste avait presque cessé entièrement. Fatigué de la ville et de la réclusion, triste et abattu, l'épicier et sa famille s'empressèrent de se rendre à la campagne, et ne revinrent à Londres que lorsque tout symptôme de peste eut disparu. Le bon et honnête épicier fit distribuer aux pauvres tout ce qui restait de ses provisions, et ce n'était pas peu de chose, car il en avait pour plus de deux ans.

Que nous apprend cette histoire? C'est que l'épicier prit bien des précautions, et qu'il faillit périr cependant. Sa famille n'eût pu supporter longtemps encore cette réclusion. Le scorbut pouvait la décimer aussi bien que la peste. L'homme est né pour l'état social, et la punition la plus grande, la plus accablante, et celle qui le démoralise le plus, est celle qui l'isole de ses semblables.

Ce que la raison conseille, ce que l'expérience justifie, c'est de s'isoler des causes qui favorisent le développement de toutes les épidémies; c'est de se fortifier physiquement et moralement. «Soldats, disait Cromwell, tenez votre poudre bien

sèche, et puis fiez-vous à Dieu pour le reste. »
Voilà la raison pratique. L'homme sensé, l'homme
fort, lutte en prenant toutes les précautions que
conseille la prudence; l'homme pusillanime tremble et fuit, il ne peut manquer d'être atteint.

Lecteur, je m'arrête ici : vous devez connaître
maintenant les moyens *préservatifs* qui vous per-
mettront d'attendre notre ennemi commun avec
confiance et sans inquiétude.

Mais vous allez me demander peut-être de faire
un pas de plus avec vous. Si le choléra est dé-
claré dans une localité, que faudra-t-il faire?

Ce qu'il faudra faire? Appelez votre médecin.
Vous n'aurez garde d'y manquer, je le sais; votre
intérêt particulier, votre prudence, ou votre peur,
ne vous laisseront pas indécis. Mais quel médecin
trouverez-vous? Il y a médecin et médecin. Vous
trouverez le médecin tel que l'ont fait les malades
ingrats. Il y a quinze cents médecins dans Paris:
avez-vous le droit de vous attendre à trouver
quinze cents apôtres dévorés de charité chrétienne?

Que les prêtres soient mus par la charité et la
religion, cela se comprend : les prêtres disent et
répètent tous les jours que cette vie n'est qu'un
pèlerinage; ils sont seuls, sans femmes, sans enfants. Mais le médecin a femme et enfants; il faut
qu'il vive. Eh bien! comment le font vivre les
malades? Ils le font vivre de privations!

Il est encore un préjugé populaire que je dois combattre ici. Le médecin appelé pour traiter une maladie contagieuse, un typhus, une fièvre scarlatine, un choléra, est rémunéré avec la plus grande parcimonie par les gens riches eux-mêmes. Les riches ignorants payent cher pour la moindre opération chirurgicale, et cependant il faut cent fois plus de science pour guérir un choléra que pour couper une jambe. On ne risque pas de perdre sa jambe en coupant celle d'un autre ; mais *on risque de perdre la vie en traitant un cholérique* : eh bien ! dans notre France spirituelle, sous le point de vue médical, on honore plus le manœuvre que l'architecte. Un chirurgien qui taille et qui coupe est un grand homme ; un médecin qui médite, qui réfléchit, qui tire des nductions et qui agit avec modestie, passe inaperçu. Les Athéniens élevaient des temples à Hippocrate, les Français condamnent ses disciples à vivre de misères ! C'est en France que Dupuytren est mort millionnaire, et Chervin dans un grenier.

Allons plus loin ! on n'ose pas déranger un commissionnaire du coin des rues sans le payer, et l'on arrache à son repos, à son lit, un homme qui a passé sa vie dans l'étude et le travail, sans le moindre remerciement. Parce que le médecin donne ses soins aux pauvres gratuitement, les classes moyennes et les classes riches elles-mêmes croient avoir le droit d'exploiter sa philanthropie. Or, voici le choléra qui arrive ; c'est une grande bataille qui laissera plus de morts qu'aucune bataille de l'Empire. Les médecins vont se trouver *au premier rang* : quelle est la récompense qui les attend, pour s'exposer au fléau, pour se mettre en contact avec les cholériques *pestiférés,* pour respirer leur atmosphère, pour tâter leurs pouls ? L'ingratitude du public et celle du gouvernement. Qu'a-t-on fait en 1832, pour tous ceux qui ont exposé leur vie sans la moindre hésitation ? *Que d'actes d'abnégation, de courage et d'héroïsme de mes confrères sont demeurés inconnus !* Et moi-même, qui eus un jour le bonheur de me dévouer, qui a pris la peine de parler de moi ?

Lecteur, lisez mon histoire, peut-être y trouverez-vous une leçon.

Vers les premiers jours du mois d'avril en 1832, l'émeute grondait dans les rues, c'était la rébellion de l'ignorance et de l'ordure contre la raison. Une race malheureuse, née de la bourbe de Paris, prétendit avoir le privilége des ordures de la capitale et le droit de les remuer en tous sens, comme certains scarabées labourent et remuent la bouse des vaches. Dans un temps d'épidémie, le bon sens public devait signaler le danger de ces ordures : les éparpiller, c'était vouloir obtenir de chaque tas la plus grande somme possible de miasmes corrompus.

L'autorité municipale voulut prendre des mesures de salubrité, elle ordonna l'enlévement des tas d'ordures : les chiffonniers se dirent lésés et se révoltèrent. Le gouvernement se crut d'autant plus obligé de soutenir l'autorité municipale, qu'il pensait que de la boue des chiffonniers aux moellons des barricades, la distance n'était pas infranchissable ; on sait bien quand une émeute commence, on ne sait pas quand elle finit.

Le gouvernement donna l'ordre à la garnison de la banlieue de se tenir prête à marcher. La soudaineté de quelques attaques cholériques fit croire à des empoisonnements, et l'ignorance et les passions les plus basses accusaient alors le gouvernement et les médecins, qui donnaient les preuves les plus éclatantes de leur bon vouloir et d'un noble dévouement.

J'étais alors, du 28 mars au 5 avril, attaché *volontairement* au poste médical de l'île Saint-Louis, où je m'étais rendu, parce qu'il y avait un grand nombre de cholériques. Entraîné par l'ardeur de mon tempérament, il ne me suffisait pas de voir des cholériques dans les hôpitaux, je voulais les voir chez eux, dans leur demeure, et leur apporter quelques secours. Je l'avoue, mon cœur fut navré à l'aspect d'une misère que je ne soupçonnais pas chez des gens pauvres, mais laborieux et travaillant. Ces misères étaient cependant adoucies alors par l'intelligente charité de la Reine, qui faisait distribuer des couvertures, de la flanelle et des aliments.

Le 2 ou le 3 avril, je ne saurais préciser la date, l'émeute parut assez sérieuse pour nécessiter dans Paris les troupes de la banlieue; un détachement de quinze à vingt hommes de ces troupes de ligne fut envoyé au poste militaire improvisé dans la maison où se trouvait le poste médical, également improvisé. Les soldats habitaient le rez-de-chaussée, les médecins le premier étage. Les soldats avaient passé la journée en patrouilles, ils entrèrent le soir, très-fatigués et altérés; dans leur empressement à satisfaire leur soif, ils burent de l'eau qu'ils trouvèrent dans un bassin au milieu de la salle : cette eau était une solution de chlorure de chaux de Labarraque, faible sans doute, mais enfin c'était du chlorure de chaux. Une demi-heure après, tous les soldats qui avaient bu, et c'était le plus grand nombre, se plaignaient de coliques et se disaient empoisonnés : ils l'étaient en effet. J'étais absent lorsque les soldats prirent possession de leur poste, et je ne connus ce qui s'était passé que deux heures après, par la relation que m'en fit mon ami, M. le docteur

Lebrument, qui exerce aujourd'hui la médecine avec distinction à Rouen.

Quelques membres du poste médical présentèrent différents moyens ; les uns voulaient donner l'émétique, d'autres voulaient faire boire du lait, d'autres parlaient de saignées, de sangsues et de lavements ; c'était une petite tour de Babel. Je pris une détermination sur-le-champ. Je me rendis chez un pharmacien nommé Etienne, qui était alors dans l'île Saint-Louis, et qui y est peut-être encore ; je fis préparer sous mes yeux une solution étendue d'ammoniaque, je la pris avec moi et je revins près des soldats. Je les engageai par tous les moyens de persuasion à prendre ce que je leur apportais. Mais les soldats, souffrant et manquant de confiance, me repoussaient avec injures : j'étais, disaient-ils, un empoisonneur comme tous les médecins. Cependant les coliques continuaient et les pauvres soldats se tordaient de douleur. « Si je prends, dis-je alors aux soldats, un « demi-verre de cette boisson que je vous présente, « la prendrez-vous ? » Les soldats consentirent sur-le-champ. Je bus donc moi-même un demi-verre d'une solution d'ammoniaque, et les soldats burent après moi. J'eus l'inexprimable bonheur de les voir tous rétablis en moins d'une heure, et ces braves gens m'accablaient de remerciements,

et me serraient avec transport dans leurs bras re-
connaissants.

Comprenant le danger qu'il pouvait y avoir de
laisser dans les lieux publics des bassins conte-
nant du chlorure de chaux, et supposant que ce
qui avait pu arriver au poste militaire de l'île
Saint-Louis pourrait arriver ailleurs, et donner
lieu à ces accusations d'empoisonnement qui donnaient un nouvel aliment à l'émeute, et qui n'é-
taient pas sans danger en ce moment, je fis à l'instant même deux rapports, l'un que j'adressai à
M. de Montalivet, ministre de l'intérieur par *inté-*
rim, et l'autre que j'envoyai sans retard à M. Gis-
quet, alors préfet de police. Ce double rapport mo-
tiva, de la part du gouvernement de Paris, un ordre
du jour qui fit griller les bassins et les vases conte-
nant du chlorure de chaux, et le Conseil de salubrité
m'envoya des remerciements et des éloges par l'en-
tremise de M. Parent du Châtelet.

Jusqu'ici, lecteur, vous ne voyez qu'une des
scènes nombreuses dans lesquelles les médecins de
Paris se montrèrent à la hauteur de ceux qui avaient
été étudier la peste et la fièvre jaune dans les lieux
éloignés. Je ne fis alors que mon devoir, comme je le
ferais encore; mais je le fis avec imprudence. En
effet, en buvant une solution d'ammoniaque, cette
solution ne rencontrait pas du chlorure de chaux
dans mon estomac comme dans celui des soldats,

et comme le meilleur médicament fait du mal quand il n'est pas indiqué, la dose d'ammoniaque que je pris me causa une excitation extraordinaire ; pendant la nuit mon pouls battait comme dans les plus fortes fièvres, une sueur abondante trempait mes linges et mes draps, je me sentais brûlant et délirant. Vers le matin cette surexcitation se calma, mais je fus pris alors de diarrhée *blanche* avec tous les prodromes de choléra. Trois cholériques avaient déjà succombé dans la maison : ils étaient mes voisins, ils restaient sur le même palier, nos portes se touchaient presque. Je les avais vus malades. Il n'y avait qu'une seule *latrine* pour toute la maison. Je me sentis très-faible toute la journée, et je ne me rendis pas au poste médical. Cependant, à cinq heures, je sortis pour aller dîner au café Vachette, dans la rue de la Harpe. Je commandai ce qui me paraissait devoir me soutenir et me donner des forces, c'est-à-dire les meilleurs aliments et du vin vieux. Mais lorsque je fus servi, je restai insensible, comme frappé de stupeur et pétrifié. Je ne mangeais pas, je ne voyais pas, je n'entendais pas ; mon teint avait perdu sa couleur naturelle et devenait plombé. Les gens qui étaient dans le café partirent effrayés, et deux garçons, me prenant sous le bras, me portèrent presque insensible dans mon logement, où j'eus en arrivant des vomissements.

Avant cette fatale atteinte, et lorsque, jouissant de la plénitude de ma raison, j'avais voulu me préparer quelque moyen en cas d'accident, j'avais fait composer par un pharmacien une potion légèrement diaphorétique que je devais prendre en attendant quelque médecin. On me mit au lit, j'étais glacé. Une servante me fit prendre la potion que j'avais fait préparer moi-même et en laquelle j'avais confiance. Je passai une misérable nuit; j'eus la plus grande peine à me réchauffer, malgré les moyens que l'on employait. La chaleur se rétablit cependant, une douce moiteur couvrit mon corps, je me crus et je fus sauvé.

Ceux qui me connaissent savent que ma charpente est régulière, mon organisation bonne, ma santé rarement troublée. Que s'était-il donc passé? Pourquoi le choléra, qui n'attaque que les faibles, m'avait-il attaqué? La réponse est simple. La surexcitation causée par cette ammoniaque imprudemment bue pour encourager les soldats à se désempoisonner, m'avait affaibli. J'étais *débilité*, non par un excès de table et de plaisir, je l'étais par une excitation intempestive. Donnant à prendre de l'ammoniaque comme contre-poison, la dose était naturellement plus forte que si j'avais donné de l'ammoniaque à un malade ordinaire : je m'étais empoisonné pour désempoisonner les soldats. Au bout de quelques jours, je me sentis assez rétabli pour ne point rester inactif.

M. Orfila, doyen de l'Ecole, avait connu mon rapport; il m'en fit compliment, et m'envoya représenter l'École, comme médecin stationnaire, au poste médical des Tuileries, rue du Doyenné. Là, les malades étaient moins nombreux que dans l'île Saint-Louis. Dans le premier arrondissement, il y avait plus de peureux que de malades. J'étais au reste assez affaibli pour comprendre que je n'aurais pu faire le service de l'île Saint-Louis. Dans ce poste médical, M. le docteur Koref me proposa d'accompagner à Lyon les enfants de M. Casimir Périer : je n'acceptai pas cette mission; mais j'acceptai, le 15 avril, de me rendre dans le château d'un riche Anglais, chez lequel m'envoya la famille de M. Delessert.

Lecteur, malgré mon courage, j'avais besoin de ce repos ; ma constitution avait reçu un fort ébranlement, je le sentais, et ce fut un bienfait pour moi que de m'éloigner de Paris.

Pendant mon absence de la capitale, les médailles et les croix furent données, et je fus tellement oublié, malgré mes rapports au ministre et au préfet de police, que je n'eus pas même l'honneur d'avoir *une médaille de cuivre* que l'on accorda pourtant au plus infime des élèves. Je ne saurais me plaindre, cependant, mon passage au poste des Tuileries fut l'origine de ma petite fortune.

J'écris ces lignes à Paris, quinze ans après l'événement; je cite les dates et les faits, je nomme les témoins. N'est-ce pas déjà une récompense que de pouvoir dire : et moi aussi, j'ai fait un instant preuve de grande ourage; moi aussi, j'ai rendu service à mon pays!! Le ferais-je aujourd'hui? Lecteur, quinze ans d'étude, d'expérience, de raison, m'ont rendu plus prudent; aujourd'hui, mes cheveux commencent à blanchir : je tâcherais de persuader à des soldats empoisonnés de suivre mes conseils; mais, franchement, je ne m'empoisonnerais plus pour les convaincre.

« Ce fut pour rassurer les imaginations et le
« courage ébranlé de l'armée, dit le célèbre Des-
« genettes, qu'au milieu de l'hôpital je trempai
« une lancette dans le pus d'un bubon d'un pes-
« tiféré convalescent, je m'en fis une légère pi-
« qûre dans l'aine et au voisinage de l'aisselle,
« sans prendre d'autre précaution que celle de
« me laver avec de l'eau et du savon qui me fu-
« rent offerts. J'eus pendant plus de trois semai-
« nes deux petits points d'inflammation corres-
« pondant aux deux piqûres, et ils étaient encore
« très-sensibles, lorsqu'au retour d'Acre, je me

« baignai, en présence d'une partie de l'armée,
« dans la baie de Césarée.

« Peut-être, continue ce célèbre médecin, est-
« il dans la nature de l'homme de n'avoir pas à
« tous les instants le même degré de résolution ;
« car j'acceptai depuis dans le désert, avec une
« répugnance extrême, suivie de réflexions im-
« portunes, de l'eau que me présenta par recon-
« naissance, dans sa gourde, le même soldat, par-
« faitement guéri, qui m'avait fourni du pus pour
« m'inoculer. »

Desgenettes n'est pas le premier homme qui ait
mesuré l'étendue d'un danger après que ce danger était passé. Tout en admirant son héroïsme,
quelle assurance pouvait-il avoir contre la peste ?
Et s'il avait été atteint, quel effet moral désastreux
sa mort n'eût-elle pas produit sur l'esprit de l'armée ? Mais en agissant ainsi, Desgenettes commit
une faute, peut-être un crime ; car, en trompant
les soldats, il les exposait à une mort sans gloire
et sans profit pour la patrie. On voulait combattre
la panique, et l'on propageait la peste !!

De tout ce qui précède, il résulte que le courage aveugle a son danger, mais que le courage
prudent est le plus bel apanage de la raison de
l'homme.

Ne point se préparer à supporter le choc du

terrible fléau qui nous menace, n'est pas du courage, c'est de l'ignorance. S'y préparer en fortifiant sa constitution, c'est gagner de toutes les manières; car, si l'on n'est pas atteint par le choléra, la santé raffermie n'en est pas moins le plus grand bien dont on jouisse sur la terre.

Si vous suivez mes conseils, lecteur, attendez le choléra de pied ferme, il ne saurait y avoir pour vous de danger : ne suis-je pas, ainsi que tant d'autres, la preuve que le choléra ne tue pas tout le monde? Pourquoi donc s'effrayer?

Moyens curatifs.

Dans le choléra, comme dans les maladies les plus graves, on n'appelle pas le médecin pour prévenir ou pour guérir une maladie, mais ordinairement on l'appelle pour voir mourir le malade. Un artisan se récrierait, avec raison, si on lui demandait de faire une machine quelconque avec de mauvais matériaux : on veut que le médecin rétablisse la plus belle, la plus compliquée, la plus sublime des machines, le corps humain, quand ses principaux rouages sont altérés et détruits. Comment rendre la vie à un organe déjà frappé de mort? Comment une harpe rendrait-elle des sons, si ses cordes sont rompues? Quand une altération matérielle existe dans l'économie humaine, comment espérer que la science pourra refaire ce qui est irréparable ? Ne demandez pas l'impossible à la médecine , le pouvoir humain ne peut faire des miracles : *Dieu seul peut ressusciter les morts*.

Le lecteur doit comprendre, s'il est philosophe, homme de réflexion ou homme du monde, que le traitement d'un terrible fléau dépend des idées et des opinions que l'on se fait de la maladie. Mais ce qui afflige le médecin consciencieux qui médite sur la pauvre espèce humaine et sur la manière dont elle est traitée, c'est de voir que la majorité des médecins jugent fort peu par eux-mêmes. Ils imitent et ils imitent sans raisonner, sans se demander si ce qu'ils imitent est bon ; et puis, que l'on s'étonne s'il y a peu de cures ! Le lecteur a déjà pu se faire une idée de mon opinion sur le choléra. Selon moi, et d'après mes recherches, le choléra est un *poison animal*, qui se propage par infection comme la petite-vérole, le typhus, la fièvre aune, la peste. Ce poison animal, effluve, miasme, fluide, ou, plus probablement, *germe* ou *semence*, ne se prend pas par contact seulement, mais par infection. Il s'attache de préférence aux individus *débilités ; son effet le plus constant est de déprimer l'énergie vitale, d'altérer la composition du sang, d'affaiblir tout pouvoir de réaction, et de rendre l'individu incapable de résister sans le secours de l'art.*

Ce poison animal est sensible par les organes du goût et de l'odorat. Dès son entrée dans l'économie, l'économie se révolte contre ce corps étranger, principe de mort, comme elle se révolte contre les virus mortels bien connus, tels que la rage, le venin du serpent ; le frisson indique la révolte de l'économie contre tout agent délétère.

Le choléra a un temps d'*incubation ;* pendant ce temps *le germe* mortel peut être rejeté au dehors avant qu'il ait *corrompu l'état du sang ; c'est là l'avantage des prompts secours.*

L'*animalité* joue dans le monde physique un plus grand rôle qu'on ne le suppose. L'*animalité morbide* est une exception aux lois régulières de la nature ; mais cette animalité a cependant ses lois, et l'une de ces lois c'est de se développer dans les localités où les conditions d'hygiène sont méconnues, et surtout chez les individus dont la constitution débilitée ou appauvrie lui offre un sol qui convient *à son incubation.* Pourquoi les graines de giroflée portées par les vents passent-elles sur les maisons neuves et bien bâties, et vont-elles s'implanter sur les vieux murs qui tombent en ruines ? Comment répondre à cette question ? c'est que ces graines trouvent dans ces vieux murs les conditions nécessaires à leur développement. — Eh bien, les gens débilités, les constitutions délabrées, sont, pour le choléra, ce que sont les murs en ruines pour le germe de certaines plantes parasites.

Le mot de génération *spontanée*, donné par quelques naturalistes à des êtres dont ils ne peuvent tracer l'origine, ne prouve que l'imperfection de nos moyens.

Le choléra est un *poison animal* subtil, imperceptible, un germe, qui naît, se développe et s'éteint ; ce germe, appréciable par ses effets, doit, comme tous les *poisons*, être *expulsé de l'économie avant qu'il la désorganise*. Voilà, à mon avis, le secret du succès dans le traitement : je dis qu'il faut *expulser de l'économie le poison épidémique* avant qu'il se soit enraciné dans l'organisation, avant qu'il ait corrompu le sang qui porte partout le rétablissement et la vie.

Le problème à résoudre est donc celui-ci : 1° expulser, dès le début, le poison épidémique qui a pénétré dans l'économie ; 2° s'opposer à ses ravages ; 3° s'efforcer de les réparer si c'est encore au pouvoir de la science.

Après avoir donné les conseils pour maintenir la santé dans un état normal, mon ouvrage eût été incomplet, si je n'avais continué ma tâche en indiquant les *principes généraux* de traitement de cette terrible maladie. Je dis ici *principes généraux*, car je reconnais qu'il n'y a pas de spécifique pour le choléra. Il n'y a pas de traitement

qui convienne à tous les individus, à toutes les
phases, à toutes les formes. Aucune maladie ne
réclame, autant que le choléra, toutes les ressources d'un *médecin éminemment instruit;* car,
dans le choléra, ce n'est pas la maladie d'un organe qu'il faut traiter, c'est l'organisme entier
jeté dans un complet désordre. Dans cette maladie,
il semble que les organes périphériques sont frap-
pés d'inertie, et que le cerveau et le cœur luttent
seuls pour l'entretien de la vie. Dans l'impression
cholérique le mal commence par la circonfé-
rence et gagne le centre. Ce sont les vaisseaux
capillaires, c'est la peau, dont les fonctions sont
interrompues ; c'est vers l'intestin que les sécrétions se portent avec abondance ; c'est par l'intestin que l'épuisement arrive. Or, dans un état
pareil, tant que les puissants organes résistent,
tant que le cœur et le cerveau tiennent à la vie,
il faut que le médecin lutte, et qu'il s'empresse
de rétablir les fonctions des organes périphériques opprimés, afin d'aider le cerveau et le cœur
à se rattacher à la vie.

Il y a dans la relation que fait le docteur Bally
de l'attaque de fièvre jaune dont il fut saisi, une
image qui peut servir dans l'explication du choléra. « Au milieu d'un profond sommeil, je fus
« réveillé en sursaut dans un état d'angoisse inex-
« primable. Il me semblait que *des câbles m'en-*
« *touraient et me serraient de la tête aux pieds.*

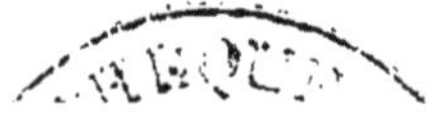

« Une heure après, l'oppression et l'anéantisse-
« ment étaient portés à un tel point, que je me
« sentais mourir. »

Dans le choléra, c'est l'anéantissement de la
sensibilité périphérique, c'est l'absence de chaleur
extérieure. La vie semble se replier dans les pro-
fondeurs de l'organisation. C'est dans l'intérieur
du corps que la chaleur se concentre et que la
soif la décèle. On dirait que l'étincelle vitale est
prête à s'éteindre sous le poids de cette organisation matérielle en désordre.

Or, tout ceci n'arrive que chez les individus qui
n'ont pas de pouvoir de réaction ; chez ceux qui,
pendant l'épidémie cholérique, sont à l'état de
faiblesse et de dépression ; chez ceux enfin chez
qui la vie est à son déclin, soit par l'âge, soit par
une décadence prématurée.

Comment expulser de l'économie le poison épidémique, ou comment le neutraliser?

Si, dans les maladies ordinaires, le *principiis
obsta* est une règle de prudence, pendant le choléra c'est une règle *d'or et de vie*. Attendre que
le poison ait porté son atteinte jusqu'à décompo-
ser le sang, c'est ne vouloir pas guérir. Quels sont
donc les prodromes qui demandent surtout l'attention du médecin ?

Dans le début du choléra on doit s'attacher à
remarquer les symptômes nerveux, soit par rapport aux fonctions cérébrales, aux organes et aux

fonctions de la sensibilité, soit par rapport aux organes des mouvements volontaires et involontaires. Ainsi, les tics, les spasmes, les crampes des membres ou de l'estomac et des intestins, méritent d'attirer l'attention du médecin et du malade.

Dans la circulation, il faut étudier celle des vaisseaux artériels et la circulation capillaire.

Mais c'est surtout dans l'appareil digestif que les moins experts pourront saisir les premiers symptômes. Dès qu'il y aura *diarrhée plus ou moins blanche*, vomissements, chaleur interne, soif, coliques, et que ces symptômes existeront ou ensemble ou séparément, d'une manière tranchée, on peut regarder le malade comme atteint de la maladie au premier degré. C'est pendant cette époque que l'art triomphe, que le malade sera aisément aidé et que le *poison* peut être expulsé de l'économie avant qu'il en altère le sang, le plus précieux des fluides.

La cholérine ou la diarrhée séreuse est le symptôme qu'il faut le plus s'attacher à combattre, puisque c'est par la diarrhée que le malade perd le sérum du sang et la fibrine qui fait toute sa force. Ce fait est bien connu ; et si l'on s'empresse d'arrêter une hémorrhagie chez un malade, convaincu que l'hémorrhagie doit causer sa mort, on doit s'empresser d'arrêter la cholérine, qui est la perte du sérum du sang exsudé par les membranes intestinales ; on fait la ligature ou la compression des artères et des veines qui donnent passage au fluide sanguin ; il faut trouver les moyens d'arrêter la perte diarrhéique.

Entretenir les fonctions du tube intestinal doit être l'objet des soins du médecin. Ainsi, dès le début du choléra, lorsqu'il se manifeste par les premiers symptômes, la raison et l'expérience conseillent d'arrêter la diarrhée séreuse ou cholérique, première période de la maladie elle-même, *période éminemment curable.* Si on la laisse exister, le sang, privé de sérum et de fibrine, devient noir et poisseux, les chances de rétablissement diminuent et disparaissent.

Dans cette période, il faut :

1° Adapter des aliments aux forces digestives de l'estomac, ranimer ces forces ;

2° Employer des toniques non excitants, et s'efforcer d'obtenir une légère irradiation en portant à la périphérie l'excès de sécrétion qui se fait par les intestins ;

3° Favoriser par tous les moyens connus le retour des fonctions de la peau.

Les cas de choléra pléthorique sont rares ; mais, dans ces cas, je n'hésiterais pas à avoir recours aux émissions sanguines. L'expérience a prouvé que, lorsqu'il y avait complication de congestion inflammatoire, il ne fallait pas hésiter à avoir recours aux déplétions sanguines. Mais, je l'avoue, je crois ces cas extrêmement rares ; et j'ai pour maxime de ne point affaiblir une organisation qui a besoin de toutes ses forces pour pouvoir réagir contre le *poison* épidémique. Le choléra n'est point une inflammation, c'est un *empoisonnement* septique ; saigner peut soulager l'économie, mais saigner ne pourrait débarrasser le sang lui-même du poison qui porte atteinte à sa pureté et à sa vitalité.

Dans la première période, il y a du trouble, du désordre dans l'économie ; mais l'économie elle-même lutte contre le poison épidémique qui l'assaille et la pénètre. Il suffit quelquefois d'un léger appui pour soutenir l'individu qui n'a pas perdu ses forces, comme il suffit d'un léger secours pour sauver un individu qui se noie. Mais que de discernement demande ce début de la maladie ! combien de médecins ont aggravé l'état d'un malade, parce qu'ils l'ont privé de ses forces, ou parce qu'ils l'ont surexcité ! Si le lecteur se rappelle l'observation qui m'est personnelle, et qu'en me mettant au lit, et en prenant une potion tonique et légèrement irradiante, je parvins à ranimer la chaleur et à rétablir les fonctions de la peau, il comprendra qu'il ne faut pas toutes les drogues d'une pharmacie pour obtenir de bons résultats.

Je ne sais quel médecin, homme d'esprit, disait qu'il pouvait écrire tous les médicaments utiles sur la surface de son ongle. Cela est vrai ; et si l'on réfléchit qu'avec sept notes en musique et vingt-quatre lettres de l'alphabet, on compose indéfiniment, on peut comprendre qu'avec quelques médicaments bien étudiés et dont on connaît l'action, on fera plus que le médecin qui emploie toutes les plantes des herboristes et tous les médicaments d'une pharmacie en ne les connaissant que de nom.

Si l'on veut avoir une idée du langage de Babel qu'a causé le choléra parmi les médecins dans le monde, on n'aurait qu'à les citer :

Le docteur BENOIT, *à Manille ;* camphre, laudanum éther sulfurique.

Le docteur CRAW, *à Bombay :* ammoniac et musc.

Le docteur PEITCH, *à Java :* menthe, esprit de lavande.

- Le docteur MILWARD, *à Bombay :* magnésie.

. Le docteur CHALIN, *en Pologne :* acide prussique, lavement d'assa-fœtida.

En Russie, en Allemagne, en Pologne : moxas sur la colonne vertébrale.

Le docteur CORBYN, *dans l'Inde :* calomel et opium.

A Varsovie : bismuth.

Dans l'Inde : menthe et huile de cajeput.

A Searle : couvertures chaudes, boissons chaudes, calomel, eau-de-vie et eau. Compression pour les crampes.

Le docteur GOSS : carbonate de soude, émétique, ipécacuanha.

Le docteur RAICMAN, *à Saint-Pétersbourg :* calomel et opium.

Le docteur MARESCOT, *à l'Ile-de-France :* minoratifs.

Le docteur GOLDEMAS : éther, camphre, huile d'olive.

Américains : charbon dans du lait.

Le docteur MORANDO, *en Perse :* applications froides.

Le docteur MEUNDER, *à Bagdad :* saignées.

Le docteur LÉO, *à Varsovie :* bismuth.

Le docteur FINLAYSON, *à Ceylan :* électricité.

Le docteur BARRY : cautère actuel.

Le docteur KOELER : ammoniaque.

Le docteur SNOCH : calomel et rhubarbe.

Le docteur KACZKOUSKY : poudre de Dower, noix vomique.

Le docteur GRAVES, *à Dublin :* acétate de plomb, sulfate de zinc.

Le docteur STEVENS : muriate de soude.

Le docteur O'SHAUGNESSY : injections de sel dans les veines, etc., etc.

Voilà, certes, bien des médicaments ; mais quel médecin vous dit dans quel moment il faut les donner ? Or, n'y a-t-il pas plusieurs périodes bien distinctes dans le choléra, et ce qui convient à une période ne convient pas à l'autre. Que peut-on donc espérer et attendre de tous ces moyens employés sans indication rationnelle ? les essais présentent les tâtonnements de l'ignorance. Les spécifiques du choléra n'étant pas trouvés, il en résulte que les *médecins seuls* peuvent le traiter avec chance réelle de succès.

Sans doute, il faut reconnaître que la plupart de ces médicaments ont été donnés d'une manière empirique, sans avoir préalablement étudié le génie fatal des grandes épidémies. Cependant plusieurs d'entre eux peuvent être utiles ; mais c'est à condition que le médecin ne les donnera qu'avec connaissance de cause, non par imitation aveugle, mais après s'être rendu compte des effets qu'il veut obtenir. Je n'hésite pas à dire que plusieurs de ces moyens énoncés peuvent être de la plus grande utilité, pourvu qu'ils soient administrés aux malades à qui ils conviennent réellement, et non administrés au hasard. Un bon instrument blesse un enfant qui le manie; un bon médicament devient un poison dans des mains ignorantes.

Le docteur Cruveilhier a justement fait la remarque que beaucoup de gens s'étaient rendus malades à Paris, par l'usage intempestif de boissons excitantes.

Le catalogue des médications employées embrasse toute la thérapeutique, mais les essais faits dans tous ces pays ne présentent que des tâtonnements. *Partout le choléra a surpris les médecins;* ce que disait M. Velpeau, beaucoup d'autres le dirent comme lui.

« Je mis à l'épreuve, dit M. Velpeau, toutes les « médications dont l'efficacité était entourée de « quelques témoignages probants. L'opium à « haute dose, aidé de frictions sèches et de bois- « sons délayantes, donné à plus de vingt malades, « ne m'a jamais paru offrir le moindre avantage; « quatre ont pris le sulfate d'alumine sans appa- « rence d'utilité. J'ai administré l'extrait de ratan- « hia à six avec aussi peu de succès. Je n'ai pas à

« modifier l'opinion émise sur la valeur des fric-
« tions mercurielles, du bismuth, du charbon
« végétal, de la rubéfaction rachidienne. Les eaux
« distillées de cannelle, de menthe, le vin, le
« punch, l'ammoniaque, le *camphre* m'ont paru
« plus nuisibles qu'utiles. Des cinq personnes à
« qui j'ai administré le calomel, trois ont suc-
« combé aussi vite que si elles n'avaient rien pris. »

Après que le docteur Velpeau eut imité les autres sans succès, il s'en rapporta à son jugement,
et alors il perdit moins de malades.

Seconde période. — Cette seconde période est
déjà fort grave ; l'empoisonnement fait des progrès, il y a des symptômes adynamiques, collapsus,
insensibilité, teinte blafarde, abaissement de la
température. Malgré la gravité de ces symptômes,
un traitement bien dirigé a vu de nombreuses
guérisons. C'est contre cet état que la médecine
a employé avec succès ses moyens les plus actifs ;
c'est alors que les émétiques, les diaphorétiques,
les excitants spéciaux ont eu de beaux résultats.
Alors le sang n'est pas encore entièrement altéré,
il l'est en partie : or, dans cette seconde période,
comment réparer *la perte* du sérum et de la
fibrine ? comment rendre au sang les éléments
qui lui manquent ? Peut-on le faire de même
que l'on rend aux chlorotiques les éléments
dont ils ont besoin ? Mais les expériences de
M. Magendie viennent nous apprendre qu'il est

de peu d'utilité de rendre au sang la sérosité qu'il a perdue. Peut-être cet habile expérimentateur n'a-t-il pas poussé assez loin ses recherches? C'est alors que le médecin agit *juvantibus et lœdentibus*.

Le danger pour lui est de n'employer que des excitants. Il n'est pas douteux qu'avec des excitants on peut obtenir quelque amélioration momentanée, l'étincelle de la vie paraît se raviver. Avec l'électricité on agite et on fait mouvoir des cadavres; avec des excitants, on relèvera momentanément la vitalité du cholérique, mais ce sera pour le faire passer plus vite dans la dernière période de cette maladie, si la réaction ne s'établit pas.

Troisième période, dite de réaction.—Dans la troisième période, quand la réaction est obtenue, il faut tenter de rétablir les sécrétions du foie et des reins, rappeler l'état normal des forces digestives.

Dans la réaction typhoïde, employer le camphre, les toniques, la térébenthine, les lavements d'assa-fœtida, les liniments dérivatifs; se garder contre les inflammations internes, et ne pas hésiter au besoin à employer des saignées locales modérées.

Si la réaction est compliquée de forme pulmonaire, employer les moyens que réclame cet état spécial.

La réaction cholérique présente bien des dangers, c'est une nouvelle maladie à soigner. Un malade se sauve quelquefois de choléra et périt de fièvre typhoïde ou cérébrale.

Quatrième période. — Choléra algide. — Asphyxie. —Enfin, dans la forme la plus grave de choléra, lorsque cet horrible fléau frappe l'homme comme la foudre, le médecin est pleinement justifié d'employer tous les moyens en son pouvoir; il ne doit jamais désespérer tant qu'il voit dans le malade le moindre signe de vie.

Les médecins anglais qui ont eu souvent cette maladie à traiter dans l'Inde, ont recommandé, dans la période algide, différents moyens et surtout l'emploi du sel. Le docteur Stevens a écrit un fort bon ouvrage sur ce sujet, et ce fut à la lecture de cet ouvrage que je dus l'inspiration de l'emploi du sel dans un cas désespéré, que je vais rapporter pour montrer que l'on peut revenir à la vie, même lorsqu'on a un pied dans la tombe.

En 1833, lorsque je commençais à exercer la médecine à Londres, je fus appelé pour donner des soins à un compatriote, qui avait joui à Paris d'une belle position, et qui l'avait perdue par des revers de fortune. Forcé de donner des leçons de français pour vivre, M. D., âgé de cinquante-quatre ans, était souvent obligé de faire de longues courses, ne gagnant pas assez pour payer des voitures. Il se nourrissait mal, le chagrin ne le quittait pas. Un jour, après une course longue et forcée, il fut mouillé et rentra tard. Le lendemain, il fut pris de fièvre. Mon premier mouvement fut de le saigner et de le mettre à la diète. Mais le second jour, le malade fut pris d'une diarrhée lientérique, il s'affaiblit rapidement, et le troisième jour je le trouvai sans connaissance, sans pouls, et seul, sa garde l'ayant abandonné. Il était froid et bleuâtre, une sueur gluante et visqueuse couvrait ses membres, et une odeur de souris s'exhalait de ce corps. J'avoue que j'éprouvai un sentiment de douleur à la vue de ce compatriote, et je restai près d'une demi-heure à contempler ce cadavre et à me demander ce que j'avais à faire. — *La couleur bleuâtre* me rappela l'ouvrage de Stevens, l'emploi du sel qu'il recommande dans le choléra algide; et bien qu'en 1833 le choléra eût disparu de Londres sous forme épidémique, les médecins savent que depuis sa première apparition en Europe, des cas se sont présentés assez fréquemment.

Je me procurai du sel et j'en fis dissoudre autant que l'eau pouvait en contenir, et avec la barbe d'une plume je tâchai de déposer quelques gouttes de cette solution sur la langue du malade, à travers ses lèvres entr'ouvertes. Au bout de quelques minutes il fit un mouvement de déglutition; cela m'encouragea, je continuai, et après une heure de soins j'eus la satisfaction de lui avoir fait prendre la moitié d'un verre d'eau saturée de sel. Je lui donnai alors un peu d'eau-de-vie; je ramenai auprès de lui la garde effrayée qui l'avait deserté, je l'encourageai par des promesses à ne pas abandonner cet étranger qui était seul à Londres. Je recommandai la continuation du moyen qui m'avait déjà si bien réussi, puis, abandonnant les idées de physiologisme qui ne me paraissaient pas de mise, je continuai à traiter ce malade, selon l'usage anglais dans le typhus adynamique. Je lui donnai des toniques, du bouillon, du vin de Madère ou de Porto, de l'eau-de-vie, du camphre, du quinquina. Enfin je le sauvai, et ce malade fut pour moi l'occasion de mettre en doute la vérité du système de Broussais, alors en vogue en France. *Dès ce moment,* je fréquentai les hôpitaux de Londres, j'étudiai de nouveau sous ces maîtres étrangers et habiles, et je me convainquis que pour faire des progrès dans les sciences, il faut pouvoir les comparer. Je me convainquis aussi que, pour voir enfin la science un peu de haut, il faut sortir de l'ornière de son école; on perd quelques préjugés de vanité nationale, mais on gagne, en échange, de l'expérience, du savoir, et de l'indépendance dans les idées.

Après avoir traité ce compatriote presque d'inspiration, je m'occupai davantage de ce que l'on avait dit sur le traitement par le muriate de soude, et je trouvai dans l'histoire du choléra dans la prison de Coldbathfields la confirmation la plus satisfaisante de mon heureuse inspiration. — Le choléra ayant pénétré dans cette prison de Londres, y fit d'abord de grands ravages tant qu'on eut recours aux stimulants ; mais lors de la recrudescence de ce fléau, les vues du docteur Stevens furent appliquées par le docteur Wakefield, avec un succès comparatif des plus satisfaisants. Sur 105 malades atteints, dont 36 étaient des cas désespérés, 16 sur ces 105 succombèrent ; tous les autres, plus ou moins gravement atteints, se sauvèrent. On chercha à jeter du discrédit sur ce traitement ; mais il restera dans la science pour y rendre de grands et utiles services, comme il en rend déjà dans les fièvres typhoïdes. Le grand avantage de ce moyen, c'est qu'il est à la portée de tout le monde ; et dans les lieux éloignés, en l'absence de médecin, le muriate de soude, donné à haute dose, produit souvent l'effet d'un émétique. Dans les cas contraires, son effet connu sur le sang doit engager à l'administrer dans la période algide, lorsqu'on soupçonne que le sang est empoisonné.

En peu de mots, le traitement du choléra, lorsqu'il n'a pas encore vicié le sang, doit tendre à expulser de l'économie l'agent morbide, que ce soit un miasme, un effluve ou un germe. Dans tous les cas, c'est un poison animal, et la médecine a plusieurs moyens pour atteindre ce but. Le meilleur à employer dépend du tact du médecin ; les traitements internes de tous les poisons septiques se ressemblent. En général, les pores de la peau rendent d'immenses services, et dans les pays où la peste sévit, suer, c'est se guérir; mais il n'est pas toujours aisé d'obtenir une transpiration critique.

J'ai comparé tous les moyens employés pour la fièvre jaune, la peste et le choléra; il y a des ressemblances telles entre ces trois fléaux, que tous trois peuvent se guérir par des sueurs et par des moyens analogues.

Pour guérir dans la première période, il faut expulser l'agent morbide du corps; dans la seconde, quand le poison a déjà vicié le sang, la tâche du médecin est plus difficile, la cure plus rare; mais enfin elle ne peut avoir lieu qu'en neutralisant le poison dans le sang même. On ne pourra atteindre ce but qu'à l'aide de sels antiputrides et antiseptiques. Enfin, il ne faut jamais assister à la mort d'un malade en spectateur impassible.

Déjà plusieurs fois dans ma carrière médicale j'ai pu me convaincre que, tant qu'une étincelle de vie existe, il ne faut jamais désespérer. Mais, je l'avoue aussi, je suis de ceux qui sont avares du sang de leur malade; je n'ai jamais taillé en plein drap sur la constitution de mon semblable. Je traite les autres comme je me traite moi-même; je n'ai pas une confiance aveugle dans la science, mais j'ai une confiance raisonnée et basée sur

l'expérience des siècles comme sur la mienne propre. Pour être sceptique en médecine, il me faudrait douter de mon existence. Le choléra n'est
incurable que chez des individus *débilités*, dont
l'organisation est déjà morte à moitié. Mais le choléra est toujours curable, dès le début, chez ceux
dont la santé n'est pas détruite par des excès de
plaisir ou de misère.

Pour étudier et pratiquer honorablement la médecine, dit Cabanis, il faut y croire. — Qui que
vous soyez, disait naguère un célèbre écrivain,
voulez-vous avoir de grandes idées et faire de
grandes choses, croyez, ayez la foi ; ayez une foi
religieuse, une foi scientifique ! croyez à l'humanité, au génie, à vous-même ! Sachez d'où vous
venez et où vous allez. La foi est bonne et saine à
l'esprit. Il ne suffit pas de penser, il faut croire ;
c'est de foi et de conviction que sont faites en morale les actions les plus saintes ! ! — Lecteur, le
malade qui a foi en sa guérison et en son médecin est à moitié guéri ! !

FIN.

TABLE.

—

	Pages.
Avant-propos	1
Importance de l'étude sur de grands théâtres	2
Mortalité comparée du choléra à Londres et à Paris	3
Mortalité de Berlin comparée	4
Causes d'insalubrité et de mortalité dans Paris	5
Le choléra est toujours le choléra	10
Danger de tromper le public	Ib.
Avantages du traitement dès le début	13
Avantages d'un traitement approprié	15
Quel est le but de la médecine	17
Propagation du choléra	Ib.
Existence d'un agent morbifique	18
Le système nerveux, le plus sensible des instruments	Ib.
Fluide électrique connu par ses effets	Ib.
Nature des miasmes inconnus	Ib.
Du germe épidémique	19
Du germe morbide animal	20
Lois de développement des maladies	21
Origine de certaines maladies épidémiques	22
Origine du choléra	22
Préférence du choléra pour les localités humides	23
Prédilection du choléra pour certains individus	24
Pauvres, matière première des épidémies	27
Assises d'Oxford	28
Incubation des épidémies	30

Pages.

Difficulté de se prémunir contre les épidémies............ *Ib.*

Lazaret de Marseille........................... 33

Le docteur Bally et la contagion.................. *Ib.*

Darse de Marseille, alliée du choléra............. 34

Émanations du corps de l'homme................. 35

Germe des épidémies........................... 36

Prédisposition aux maladies..................... *Ib.*

Débilité, ses dangers.......................... 39

Moyens préservatifs........................... 42

Progrès et réforme des localités................. 43

Saleté de Paris............................... 44

Contraste de beaux-arts et d'ordures............. 46

Nécessité de changer en France le système des latrines.... 47

Siége ordinaire de la fièvre 49

Danger des émanations dans les églises.......... *Ib.*

En temps d'épidémies, cérémonies religieuses en plein

air.. 50

Danger des spectacles, des églises, de la Bourse, des lieux

publics...................................... *Ib.*

Moyens préservatifs qui regardent les individus.......... 51

Alimentation.................................. 52

Liaison du corps et de l'âme.................... *Ib.*

La force et les maladies viennent des aliments.......... 54

Théorie de la curabilité des phthisiques............. 55

Boissons..................................... 56

Vêtements.................................... 58

Flanelle..................................... 59

Propreté du corps. — Bains..................... *Ib.*

Occupation. — Travail.......................... 60

Prédisposition pour les maladies................. 61

Les riches ont peur des épidémies............... 62

Susceptibilité des riches....................... *Ib.*

Tranquillité de l'honnête homme................. 64

Pages.

L'aveugle ménétrier...................................... 65

Danger des excès sexuels.............................. 68

La chasteté, préservatif des épidémies................ Ib.

Histoire de l'épicier de Londres........................ 69

Dangers et avantages de la séquestration............. 70

L'isolement, la plus grande des punitions............. 80

Ingratitude du public envers le médecin.............. 81

Dangers du médecin traitant une maladie épidémique..... 82

Prétendus empoisonnements pendant le choléra.......... 83

Émeute des chiffonniers de Paris...................... 84

Désempoisonnement d'un poste militaire............... 85

Attaque de choléra.................................... 88

Dangers de l'enthousiasme............................. 89

Desgenettes... 91

Moyens curatifs....................................... 93

Ne pas demander l'impossible au médecin.............. 94

Nature du choléra.— Poison animal.—Germe.......... Ib.

Effets du choléra..................................... 95

Frisson, symptôme de corps étrangers................. 95

Avantage des prompts secours......................... ib.

Il n'y a pas de spécifique pour le choléra............ 96

Dans le choléra, l'organisme entier est attaqué........ 97

Prodromes du choléra................................. 99

Importance du traitement de la diarrhée.............. 100

Dangers de la saignée................................ 101

Diversité des traitements............................. 102

Le choléra ne peut être bien traité que par les médecins.. 103

Avantages des émétiques.............................. 105

De la réaction.. 106

Moyens à employer................................... ib.

Choléra algide, — le plus fatal....................... 107

Traitement des médecins anglais...................... ib.

Exemple de guérison.................................. 108

	Pages.
Prison de Coldbathfields...	110
Il ne faut jamais désespérer d'un malade...	112
Le choléra n'est incurable que chez les individus débilités.	*ib.*
Il est curable dans le début...	*ib.*

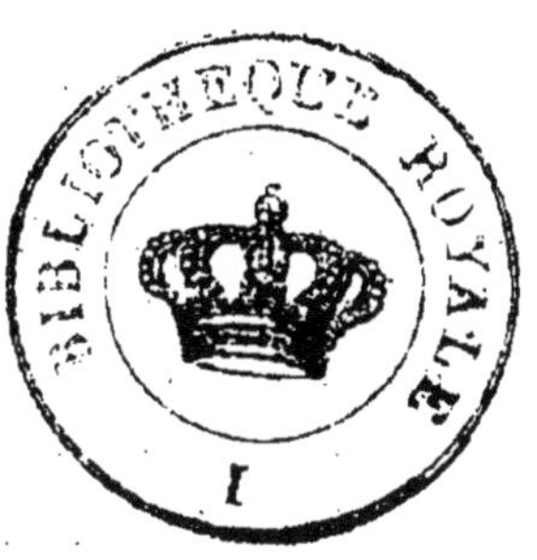

FIN DE LA TABLE.

9 782013 691987